KB152228

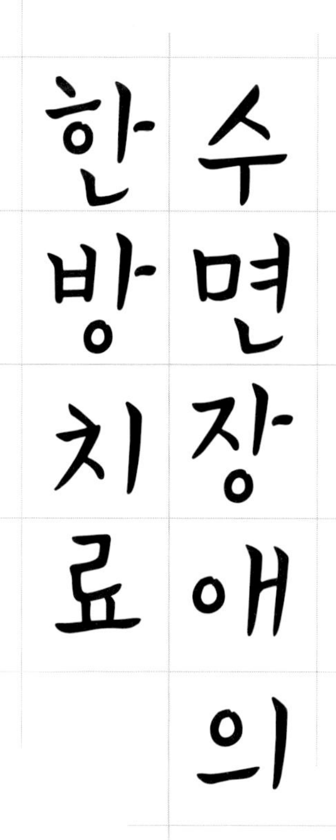


**현대인들의 걱정, 수면장애!**

불면증, 코골이, 수면무호흡증 까지

**한방에서 답**을 찾다.

지은이 Inanaga Kazutoyo
Anzai Hideo

옮긴이 **장재순**

# 수면장애의 한방치료

첫째판 1쇄 인쇄 | 2019년 9월 16일
첫째판 1쇄 발행 | 2019년 9월 23일

지 은 이 Inanaga Kazutoyo, Anzai Hideo
역 자 장재순
발 행 인 장주연
출판기획 김도성
책임편집 조형석
편집디자인 조원배
표지디자인 김재욱
발 행 처 군자출판사(주)
등록 제4-139호(1991. 6. 24)
본사 (10881) **파주출판단지** 경기도 파주시 회동길 338(서패동 474-1)
전화 (031) 943-1888 팩스 (031) 955-9545
홈페이지 | www.koonja.co.kr



ISBN 979-11-5955-478-0
정가 20,000원

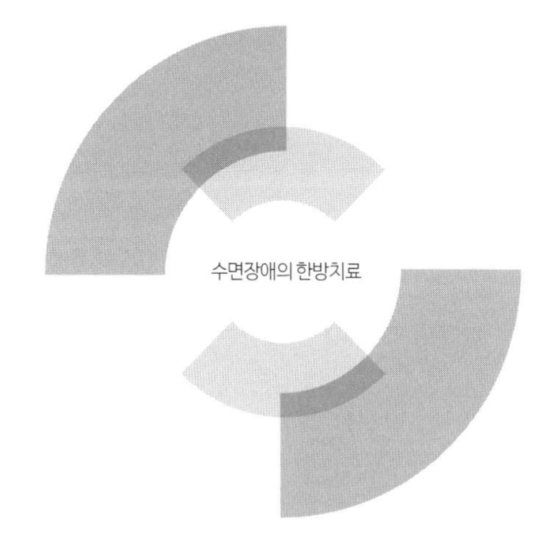


# 역자 소개


## 장 재 순

한방신경정신과 전문의. 경희의료원 한방병원 신경정신과에서 전문의 과정을 마치고 동대학원 경희대학교 한의과대학 한방신경정신과교실에서 박사과정을 수료하였다. 현재 수면장애, 우울증, 치매, 공황장애 등 신경정신과질환을 치료하는 더쉼한의원(https://www.theshym.com) 대표원장이다.

- 부산대학교 한의학전문대학원 졸업
- 경희대학교 한방병원 한방신경정신과 전문의과정 수료
- 경희대학교 한의과대학원 한방신경정신과 박사과정 수료
- 대한한방신경정신과학회 평생회원
- 대한스트레스학회 평생회원
- 일본 동양의학회 특별회원
- 일본 기타사토대학 동양의학종합연구소 연수
- 일본 치바대학교병원 화한진료과 연수
- 더쉼한의원(theshym.com) 대표원장

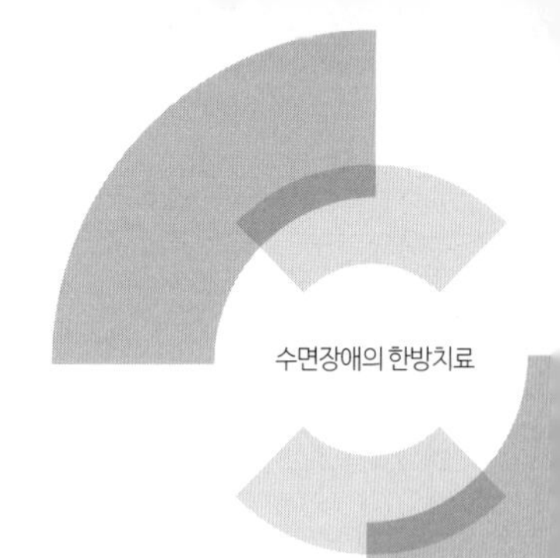



# 머리말

"한밤중에 여러 번 깬다.", "잠깐이라도 푹 자고 싶다.", "졸립다가도 눕기만 하면 잠이 깬다.", "새벽에 일찍 깬다." 등 다양한 증상으로 수면장애를 호소한다. 이렇게 수면에 대한 불편을 호소하는 것은 그리 오래되지 않은 일이다. 토마스 에디슨이 백열등 전구를 발명하여 우주에서 위성사진으로 바라본 지구가 밤에도 환하게 불빛을 비추게 된 후부터 수면장애 환자들이 양산되었다고 봐도 무방할 것이다. 밤에도 불빛이 존재할 수 있는 환경이 만들어진 후부터 수면-각성의 일주기리듬이 점차 흐트러지게 되었고 이러한 환경의 변화는 수면장애의 증가를 가져왔다.

국외여행을 하면 시차로 인한 수면장애가 오기 쉽다. 이것과 마찬가지로 우리는 어린 시절 학생 때부터 시험과 학업으로 몸과 마음의 시차를 만들어 내고 성인이 되어서는 돈이나 명예, 풍요로운 삶을 중요한 가치로 설정하고 '더 부지런히, 더 열심히' 살려는 열망으로 몸과 마음의 시차를 늘 가지고 살아간다.

'잠을 못 잔다'는 것은 위에서 말한 것과 같이 수면환경과 개인의 가치관, 신체적, 정신적 특성, 생활습관 등 여러 가지 요소가 복합되어 나타난다. 이는 수면에 대한 이해의 부족에서 비롯되는 경우가 대부분이다. 기본적인 수면에 대한 이해의 부족일수도 있고, 현재 자신의 몸과 마음의 상태에 대한 이해에서 오기도 하고, 또 왕왕 타인이나 단체 등 사회적 관계에서 오는 갈등으로 잠을 못 이루기도 한다.

결과적으로 잠을 잘 자려면 단순히 어느 하나만을 개선한다고 쉽게 치료되는 것이 아니라 총체적인 접근이 필수적이다.

이 책은 여러 치료법 중에서도 약물치료에 해당되는 수면장애의 한약치료에 초점이 맞추어져 있다. 초반부에서 과거와 현재의 수면에 대해 소개하고 중반부에서는 일본에서 수면장애를 치료할 때 주로 활용하는 한약, 불면증이나 코골이, 수면무호흡증 등 수면장애에 대한 한방치료에 대해서 설명한다. 마지막으로 최근 건강기능식품(이하 건기식)이 시간이 지날수록 시장과 영향력이 점점 커지고 있는 추세인데, 수면과 관계된 건기식에 대해 어떤 종류와 기능이 있는지 소개한다. 우리나라와 일본의 의료 환경이 다르지만 일본의 대다수 한약 처방을 우리나라에서도 활용하고 있기 때문에 수면장애에 대한 일본의 한약치료에 대해 살펴볼 필요가 있다. 또한 수면장애를 분류하는 진단 기준이나 기본적인 치료, 특성, 예후 등도 눈여겨 볼만하다.

일본식 용어는 한글이나 영문 용어로 바꾸었고, 우리나라에 없는 약제들에 대한 용어나 설명은 역자주를 달아 설명하거나 최대한 그대로 전달할 수 있도록 하였다.

이 책을 번역, 출판하는데 있어 역자는 많은 분들의 도움을 받았다. 경희의료원 회기동 본원 조성훈 교수님과 강동경희대학교병원 김종우, 정선용 교수님, 한방신경정신과 교실 의국원 및 같은 기수였던 권찬영 선생님, 원고 초안을 검토해 준 아내와 웃음으로 응원해준 동윤이에게 감사를 표합니다. 또한, 번역작업이 여러 번 미루어지는 일정에도 싫은 내색 없이 기다려주신 군자출판사 김도성 차장님, 조형석 선생님, 편집부 직원들에게도 미안함과 함께 감사의 말씀을 전합니다.

2019년 8월

역자 장 재 순

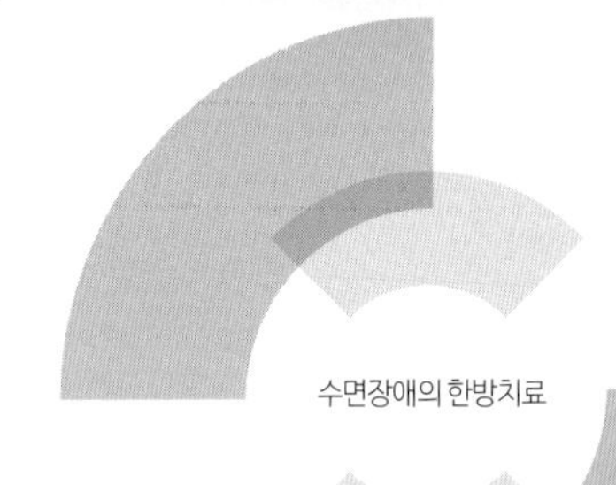



# 추천사

불면증은 특별한 질병 없이 흔히 경험하는 증상 중의 하나로 알려져 있다. 불면증 환자는 무기력, 두통, 어지럼증, 이명, 건망증, 만성피로, 불안, 신경쇠약 등의 증상을 동반하게 되는데 심할 경우 불면증이 면역력을 떨어뜨리고, 심지어 심장질환·뇌혈관질환이나 당뇨병 같은 질병을 야기하기도 한다. 특히 만성화된 불면증은 집중력과 사고력, 기억력을 떨어뜨리며 이러한 정신운동 기능장애는 가정, 직장에서의 능률 저하, 업무 부진으로 이어지거나 운전이나 작업 중에 사고를 일으켜 사회적 손실을 발생시키기도 한다.

이처럼 수면장애는 단순한 신경정신과학적 질환이 아니라 거의 모든 질환과 관련이 있으며, 다른 질환과 동시에 발병하거나, 환자의 삶의 질에 직접적으로 영향을 미치기 때문에 호소하기 쉬운 질환이다.

수면장애를 가진 환자의 이야기를 듣다보면, 환자는 물론 진료를 하는 의사들도 골머리를 앓는 경우가 많다. 그것은 수면장애는 다양한 요인이 복합되어 형성되기에 어떤 원인 하나를 딱 특정하기 어려운 특성 때문이다. 따라서 치료도 단편적인 치료보다는 종합적이고 체계적인 치료방법이 필요하다. 그래서 경희대학교 한방병원에서는 10년 전부터 수면장애에 대한 한방통합프로그램을 만들어 한약치료와 침구치료 이외에도 수면위생교육을 포함한 인지행동치료, 기공명상, 이완 훈련 등으로 좋은 치료결과를 나타내왔다.

경희대 한방병원 신경정신과 출신인 장재순 선생은 수련기간 3년 동안 병동진료와 외래진료를 하면서 수면장애 한방통합프로그램을 담당하여 많은 불면증 환자를 치료한 전문의로서 신경정신과 질환에 대한 열정이 남다른 의사이다. 꾸준한 연구로 이렇게 번역서를 낸 것은 역자의 열정이 남다름을 보여준다.

이 책은 일본에서 활용되는 수면장애의 한방치료에 대한 내용을 위주로 구성되어 있다. 저자의 여러 임상례를 바탕으로 정리한 진단과 치료법을 참고하는 것은 비단 수면장애뿐만 아니라 기타 신경정신과 질환에서도 충분히 응용가능하리라 생각된다. 또한 이 책에 제시된 처방들은 대부분 복합엑스제제로 쉽게 응용 가능한 장점이 있다. 이 책이 장재순 선생의 노력으로 우리나라에 소개된 것을 매우 환영한다. 수면장애에 한의치료를 적극적으로 활용함으로써 환자들의 치료적 선택권을 넓히고 부작용이 적고 효과적인 치료를 받을 수 있는 토대를 마련할 수 있을 것이다.

경희대학교 한의과대학 한방신경정신과
교수 조 성 훈

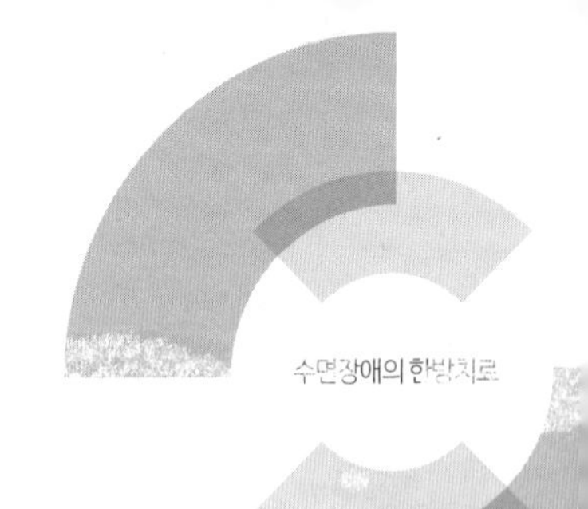


# 서 문

2003년 3월 23일 후쿠오카에서 '최신 수면 연구 국제포럼'이 개최되었다. 이 회의에서 수면분야의 세계 일선에서 활약하고 있는 연구자들의 강연을 들을 수 있었다. 1993년 미국 수면장애연구에 관한 특별위원회가 미국 국회 및 우리나라의 보건복지부장관에 해당하는 일본의 후생대신(厚生大臣)에 제출한 보고서의 제목은 "눈을 떠라, 아메리카"였다. 이 보고서에 의하면 당시 약 7000만 명, 미국인의 4분의 1이 어떤 방식으로든 수면장애로 괴로워하고 있으며, 수면장애로 인한 실질적인 손실은 1990년 기준으로 약 20조원에 달하고 있다는 것이다. 따라서 수면과 관련된 여러 문제들은 국민의 건강, 생산성, 안전성에 영향을 끼치는 사회 및 경제 문제라고 할 수 있다. 일본에서도 수면연구에 관한 중요성이 인식되어, 1996년부터 2002년 3월까지 과학기술청이 '일상생활에서 쾌적한 수면확보에 관한 종합연구'를 진행하였다.

일본의 국립정신·신경센터에서는 '체력만들기 재단'이나 '공중위생원'과 공동연구를 통해, 일본인의 수면습관 및 수면장애를 겪고 있는 사람들에 대한 역학조사를 실시하고 있다. 이 조사에 따르면 일본인의 수면시간은 20세 이상 일반 성인인 경우 6-7시간이 37.1%로 가장 많았다. 수면시간이 충분하다고 느끼는 경우도 6-7시간 수면을 취했을 때가 40.0%로 가장 많았고, 5-6시간이 충분하다고 느끼는 느끼는 사람은 15.5%였다. 개인차는 있지만 성인의 경우, 7시간 정도의 수면시간이 수면충족의 기준이 되고, 6시간 미만으로 수면을 취한 경우는 수면부족을 느낀다고 할 수 있다. 조사 대상자의 21.4%가 '어느 정도 불면증을 겪고 있다'고 대답하였고, 그 종류로는 중도각성을 겪는 경우가 가장 많았다. 또 연령이 높아질수록 수면장애를 겪는 비율이 높아졌다. 성별의 차이는 수면장애에 유의미한 영향을 끼치지 않았다. 한편, 운동을 하는 생활습관의 유무가 불면증의 증상 발생에 영향을 끼치는 것으로 나타났고, 특히 운동습관의 유무와 중도각성은 유의한 관계가 있으며 운동을 규칙적으로 하는 것이 중도각성을 예방할 수 있다고 여겨지고 있다. 또한 국립 공중위생원의 조사에서는 약 20명 중 1명이 과거 1개월 간 수면제를 복용해 왔으며, 연령이 높아질수록 이 비율이 더 높아지는 것으로 밝혀졌다. 수면제의 복용 비율은 70-79세의 경우 남녀 각각 8.7%(남성), 11.7%(여성)이며, 80세 이상에서는 10.2%(남성), 21.8%(여성)으로 나타났다. 취침 전에 습관적으로 술을 마시는 중년 남성이 많은 것과, 수면제를 복용하고 있는 고령 여성이 많다는 점도 함께 보고되었다.

수면장애 중 가장 빈도가 높은 것은 정신생리적 불면증(psychophysiologic insomnia, PI)이었다. 또한 최근 주목되고 있는 수면장애로 일주기리듬수면장애(수면각성주기장애)와 수면무호흡증이 거론된다. 일주기리듬수면장애가 있는 경우, 정해진 시간에 수면을 취하는 것이 불가능하여 학교나 회사에 다니지 못하게 되어 정상적인 사회생활 및 사회적응이 곤란해진다. 수면무호흡증이 있는 경우 낮 시간 동안 졸음이 오거나 여러 종류의 심리적, 생리적 장애를 일으킬 수 있고, 특히 낮 시간 동안 현저한 졸음이나 심혈관질환의 위험요인이 될 수 있다.

이렇게 일본에서 수면연구는 다른 외국과 비교하여도 기초연구에서 임상연구까지 폭 넓게 진행되고 있어, 이후 발전이 기대되는 분야이다. 저자가 대학에서 근무하던 시절에는 교육, 연구에 있어서 한약에 관해서는 거의 관심을 가지지 않았다. 하지만 한약이 널리 쓰이고 있는 일반 진료소나 병원에서 근무하게 된 후로부터는 한약에 대해 관심을 가지지 않을 수 없게 되었다. 언제부터인가 신경정신과 질환에서의 한약의 효과에 대해 주목하게 되었고, 처음으로 시작했던 연구는 당귀작약산(當歸芍藥散)과 노년기 치매에 대한 것이었다. 당귀작약산과 관련된 기초연구도 상당히 많아서 연구를 진행하는 데 있어서 최적의 조건이었다.

당귀작약산은 주로 갱년기장애 치료에 사용되어 왔지만, 노년기의 여러 병태에도 활용이 가능하다는 것이 밝혀졌다. 그 과정에서 고령자, 특히 치매가 있는 환자의 수면장애에 유효하다는 것을 발견하였다. 수면제를 섭취하고도 잠에 드는 시간이 오래 걸리는 환자들이 당귀작약산이 첨가된 수면제를 복용한 경우 잠에 드는 시간이 현저하게 단축되는 것을 경험하였고 이러한 일상적인 진료경험으로부터 수면장애 치료에 한약을 활용하는 것을 생각하기 시작하였다. 각각의 한약에 그 효능·효과가 이미 표시되어 있으나, 그 이상으로 적용 범위가 넓어질 가능성이 있다고 판단하였다. 한방의학에서의 「증(證)」에 대한 사고방식도 배울 점이 많았다. 불면증을 호소하는 체력이 있는 환자(실증 환자)에게 대시호탕(大柴胡湯)을 투약해 본 결과 수면상태가 좋아졌을 뿐 아니라, 지금까지 가족들을 괴롭히던 코골이 증상마저 사라졌다. 이러한 사실로부터 수면무호흡증에도 적용 가능성이 있다고 생각하게 되었다. 적어도 경증 혹은 중등도의 수면무호흡증의 경우에 내가 기대한 효과를 나타냈다. 그러나 수면무호흡증은 실증(實證)이 아닌 사람들에게도 나타난다는 것을 고려하면, 그들에게 처방할 다른 한약 처방을 생각해야 한다는 것도 알게 되었다.

수면무호흡증뿐만 아니라, 이후의 상기도저항증후군의 한방치료에 대해서도 연구가 필요하다. 수면무호흡증의 일부에서는 도파민 수용체 작용제(dopaminergic receptor agonist)가 유효한 것이 밝혀져서 수면무호흡증의 약물치료요법의 실마리가 되고 있다.

수면장애에는 그 외에도 다양한 종류가 있으며, 이책에서 다루는 모든 수면장애에 대해 한방치료가 성공적이었다고 할 수는 없다. 이러한 점에서 '수면장애와 한방치료'라는 도서명은 적당하지 않을 수도 있으나, 수면장애의 한방치료에 대한 이후의 발전적인 기대를 담아 제목을 정하였다. 수면장애는 생활습관, 특히 식사와 밀접한 관련이 있으며, 수면장애 중에서도 수면무호흡증에는 비만과 크게 관련되어있다.

식사나 최근의 건강기능성식품에 대해서는 뉴욕 주재의 약학자인 안자이 히데오(安西秀雄) 선생에게 분담 집필을 부탁하였다. 안자이 히데오 선생은 현재 뉴욕에서 일본의 한약이나 생약 등을 소개하고 미국의 건강기능성식품에 대해 연구를 진행하고 있다.

저자가 수면장애에 관심을 가지게 된 것은 쿠루메(久留米) 대학 의학부 신경과에서 1981년 일본 최초로 수면장애 클리닉을 개설하고 많은 수의 수면장애 환자를 치료한 나카자와 요이치(中澤洋一) 박사(현재 명예교수)와 그의 공동 연구자들의 활발한 연구활동에 자극을 받았기 때문이다. 또 나카자와 요이치 박사의 뒤를 이어 수면장애클리닉을 책임지고 있는 마에다 히사오(前田久雄)씨의 연구실에서도 지속적으로 수면장애 연구가 진행되고 있어, 쿠루메 대학의 연구센터가 일본에서도 중요한 센터가 되고 있는 것은 매우 기쁜 일이다.

정년 후 치쿠수이카이(筑水会)병원의 신경정신과에서 연구를 지속할 수 있었던 것은, 의료법인사단 치쿠수이카이 이사장인 쿠니요시 마사히로(國芳雅広)씨를 비롯한 공동연구자분들의 협력덕분이다. 진정으로 감사를 표한다. 덧붙여 최근의 수면장애 문제에 대해서는 코바야시 유코(小林裕子) 저/하야이시 오사무(早石修) 감수의 「수면에 대한 걱정이 사라지는 책(眠りの悩みが消える本, 일본경제신문사)」에 전문가가 아닌 일반인들도 읽기 쉽게 설명되어있어 참조하기 바란다.

2004년 5월

이나나가 카즈토요(和豊 稲永)

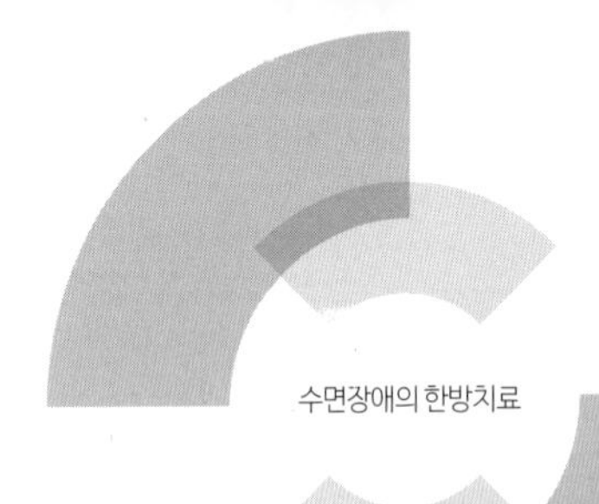



# 목 차

## 제 6장 기타 수면장애



## 제 7장 수면장애와 건강기능식품

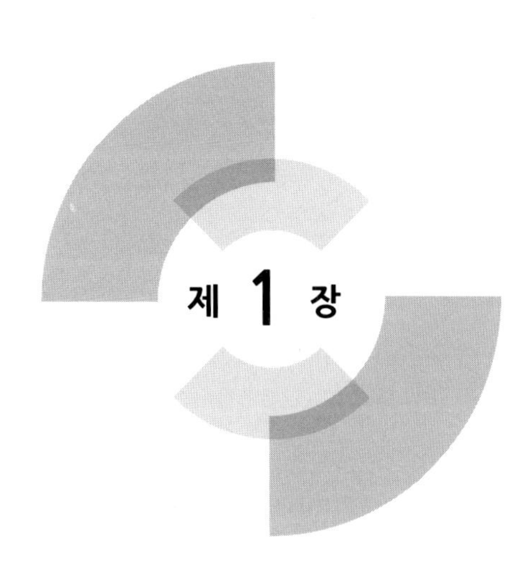


# 수면의 과거와 현재

## 1 과거 사람들의 수면

사람 일생의 1/3을 차지하는 수면에 대해서 과거의 사람들은 얼마나 알고 있었을까. 잠에 든 후 깰 때까지 잠들어 있는 동안에 일어난 일은 어느 누구도 기억하지 못한다. 그러나 잠자는 동안 꾸게 되는 꿈에 대해서는 예전부터 많은 기록이 남겨져있다.「꿈으로 말하고, 꿈으로 푸는 중세(夢語り, 夢解きの中世)」라는 책을 보면 고대인과 중세인들 역시 꿈에 대해 깊은 관심을 갖고 있었음을 알 수 있다.[1)]

일본의 대표적인 고전 중 하나인「도연초(徒然草)」[4)] 를 살펴보자. 여기에서는 밤과 잠에 관해 언급된 부분이 세 곳에서 나타난다.

첫째, 상권 제133단에는 청량전(清涼殿) 내에 있는 천황이 침소에서 잘 때 머리를 두는 베개의 방향에 대해 이야기하고 있다. 동쪽으로 베개를 두거나 북쪽으로 베개를 두면 어떠하다는 내용이 서술되어 있다. 오늘날에도 베개를 두는 방향에 신경을 쓰는 사람이 있다는 것은 놀라운 일이다.

둘째, 하권 제191단에서는 밤이 되면 무엇을 보더라도 모든 것이 볼품없어 진다는 것은 잘못된 생각이며, 밤이 되면 무엇이든지 더 돋보인다고 말하고 있다.

셋째, 하권 제218단에는 인화사(仁和寺)에서 야간에 본당(本堂) 앞을 지나가던

직위가 낮은 법사에게 여우 3마리가 덤벼 물고 늘어져서 법사는 칼을 뽑아 1마리는 찔러 죽이고 남은 2마리는 도망쳐버렸다는 이야기가 쓰여 있다.

불면에 관한 기술은 없는지 찾아보았으나 찾지 못했다.

「병초지(病草紙)」라는 가마쿠라시대(鎌倉時代)의 작품에는 '야마토국(大和国)의 카타오카(片岡)에 살고 있는 한 여성이 등장한다. 이 여성은 특별히 병을 앓지는 않았으나 밤이 되어도 잠들지 못했다. 밤새도록 깨어있어서 몹시 외로웠다고 전해진다'는 기록이 있다. 또 한 남성은 '조금 조용해지면 그대로 앉은 채로 잔다. 다른 사람이 무엇을 해도 알지 못한다. 사람들이 한데 모이거나 회의를 할 때는 몹시 보기가 흉했다. 이것도 필시 병일 것이다'라고 기록되어 있다. 이러한 주간과다수면증상의 원인은 기면증(narcolepsy)이나 수면호흡장애에 의한 것일 수 있다. 이 작품에는 신경정신과 질환과 신체질환에 대한 기록도 있다고 한다.

마쓰오 바쇼(松尾芭蕉)의 작품 「안쪽좁은길(おくのほそ道)」에는 「이즈카 마을」에 한 구절이 등장한다. 바쇼가 그의 문하생과 함께 여행을 떠난 것은 원록(元禄)시대 2년(1689년) 3월 27일의 일이었다. '5월 1일, 여기저기에 단오를 기념하는 종이쪽지가 바람에 나부끼고 있었다. 그날 밤은 이즈카에 묵었다. 온천이 있어서 탕에 들어갔다가 숙소를 빌렸는데 황토방에 돗자리를 깐 것과 같이 누추하고 궁핍한 집이었다. 등불도 없어서 화로의 불빛에 의지해 침상을 찾아서 잤다. 밤이 되자 번개가 치고 비가 많이 내려서 천장에서는 비가 새고 벼룩과 모기에 물리는 등 도저히 잘 만한 곳이 못 되었다. 게다가 지병까지 발병해서 그 고통에 정신을 잃을 정도였다. 이내 짧은 여름밤도 지나고 날이 새서 다시 여행길에 올랐다'고 쓰여 있다.[7] 여기서 나온 불면은 잠을 자기에 적당하지 않은 장소에 번개와 비까지 내리고 심지어 지병의 고통까지 더해져서 나타난 불면인 것이지 일상생활에서 일어난 불면증은 아니다.

꿈에 관한 기록은 많은데 반해 불면증에 관한 기록은 좀처럼 찾아보기 어렵다. 뒤에서도 이야기하겠지만 수면연구자들은 수면장애의 급격한 증가는 근대화의 과정에서 나타난 것이라고 생각한다. 옛날 사람들이 어떠한 수면을 취했는지는 예전 기록을 찾아봐도 분명하게 나타나지는 않지만 오늘날의 수면장애와 비슷한 고통을 과거의 사람들은 경험하지 않았다는 증거도 없다.

추측이지만 과거의 사람들도 수면을 취하기에 적당하지 않은 수면환경, 신체적 질환에 따른 고통, 심리적 원인 등으로 인한 불면증을 겪으면서 현대인의 고통과 비슷한 경험을 했을 것임이 틀림없다. 단, 일반인의 수면장애 유병률이 오늘날보다 현저히 적었을 것은 분명하다.

## 2 게으르게 잠만 자는 것에 대한 훈계 -에키켄의 「수면과 양생」-

카이바라 에키켄(貝原益軒, 1630-1714)의 「양생훈(養生訓)」은 약 300년 전인 쇼토쿠(正德) 3년(1713년)에 당시 83세였던 에키켄이 쓴 책이다. 에키켄은 「양생훈」에서 「수면과 양생」에 대해 말하고 있다. 에키켄에 의하면 인간은 3가지 욕구를 갖고 있다. 이는 바로 식욕, 성욕, 수면욕이다. 그 중 식욕과 성욕을 삼가라는 것은 잘 알려져 있지만 수면 욕구를 참고 잠을 적게 자는 것이 양생의 길임을 설파한 것은 의외로 알려지지 않았다. 에키켄은 일하지 않고 잠만 자면서 게을러지는 것을 삼가도록 훈계한다.

에키켄은 잠을 적게 자면 병에 걸리지 않게 된다고 주장하였다. 잠을 많이 자면 기(氣)가 정체되고 병에 걸리게 되나 잠을 적게 자면 기의 순환이 원활해진다는 것이다. 여기서 기라고 하는 것은 당시 일본 한방의학의 중요한 개념이다. 기란 사람이 활력 있고 건강한 상태를 유지하는데 필요한 것이다. 기가 생명활동의 근원이라는 생각은 오래 전부터 있었다. 기는 자연계에 가득 차 있고 인체의 구석구석에 고루 퍼져있는 공기와 같은 것이다. 에키켄은 '낮잠이 가장 해로우며 날이 저물고 바로 자는 것도 음식 소화가 미처 끝나지 않았기 때문에 해가 된다. 특히 음식이 채 소화되지 않고 기가 아직 순환되지 않았을 때 일찍 자게 되면 음식이 더욱 정체되어 기를 해친다'고 가르치고 있다. 에키켄은 또한 '일하지 않고 잠만 자면서 게을러지는 버릇이 생기면 잠이 더 많아져 참을 수 없게 된다. ……평소 수면을 적게 취할 수 있도록 노력하면 습관이 되어 자연스럽게 잠이 줄어든다. 평상시 적게 자는 습관을 들이는 것이 중요하다'

고 말했다.

에키켄이 제시한 양생의 방법은 다음과 같다. 해야 할 일을 열심히 하며 몸을 움직여서 기를 순환시키는 것이 중요하고 열심히 일하지 않고 자는 것을 좋아하며 게으르게 몸을 쉬게만 하고 움직이지 않는 것은 양생의 길이 아니며 오히려 무척 해로운 것이다. 오랫동안 편히 앉아서 몸을 움직이지 않으면 기가 순환하지 않고 식욕이 사라져서 병에 걸리게 된다.

특히 잠자는 것을 좋아하고 많이 자는 것은 좋지 않다. 식후에는 산책이 필요하며 반드시 수백 보를 걸어서 기를 순환시키고 먹은 음식을 소화시켜야 한다. 에키켄은 이처럼 식후에 바로 자면 안 된다고 강조한다. 즉, 에키켄의 가르침이란 무절제한 수면, 장시간 게으르게 자는 것을 조심하라는 훈계인 것이다. 에키켄이 살던 시대에는 조명이 충분치 않아 일반사람들은 해가 지는 것과 동시에 자는 것 이외에는 달리 다른 할 일이 없었을 것이다. 에키켄이 살던 시대에는 적절한 지침이었다고 생각된다.

에키켄이 남긴 기록에 적게 자라는 표현이 있으나 그 당시 기준으로 어느 정도 자는 것이 적게 자는 것을 의미하는지는 명확하지 않다.

## 3 수면은 비생산적인 활동 -에디슨의 믿음 1-

에디슨은 팬레터 답장으로 다음과 같은 내용을 쓰기도 했다.

'저는 하루에 18시간 동안 일을 합니다. 그런 생활을 벌써 45년째 하고 있습니다. 저는 지금도 매일 18시간 일하고 있으며, 앞으로 20년 후에도 이와 같은 생활을 지속할 생각입니다. 제가 18시간이나 일할 수 있는 것은 식사량과 수면 시간을 최대한 줄이고 혈관을 전혀 압박하지 않는 옷을 입고 있기 때문입니다.'

65세의 에디슨은 밤 늦게까지 일하는 생활습관을 꾸준히 유지했다. 매일 노동자와 마찬가지로 출근할 때와 퇴근할 때 연구소의 출퇴근 시간기록기를 누르는 것이 자랑스러웠다. 1912년 9월 10일자 시간기록기에 기록된 시간에 따르면, 해당 주의 근무시간 합계가 실제로 111시간 48분 정도라고 에디슨은 말했다. 그는 오하이오주 밀란이라는 곳에서 1847년 2월 11일 눈 내리는 밤에 태어났다. 소년 알버트(에디슨)는 체구가 작고 귀가 불편했기 때문에 작은 시골마을에서 초등학교 급우로부터 괴롭힘을 받았다. 10대에 일찍이 장래를 계획하여 남북전쟁이 끝나면 전기신호기사가 되기로 했다. 그 후에는 뉴저지의 시골 작은 공장에 틀어박혀서 전구와 축음기를 발명하고 전세계 사람들의 이목을 끌었다. 그 당시 에디슨의 수면시간은 4시간이 채 되지 않았다고 알려져 있다. 에디슨은 두통을 호소하기도 했고, 감기도 걸렸다. 중이염에 걸렸던 적도 있고, 병을 아주 모르는 건강한 생활을 한 것은 아니었다. 에디슨은 '육체라는 것은 마치 기계의 일부분에 불과합니다. 기계에 좋은 일을 배정하는 것과 동시에 기계 상태를 좋게 잘 유지하기 위해서는 관리 방법을 잘 알아둘 필요가 있습니다. 그 정도는 경험이 풍부한 사람이라면 누구나 알고 있는 일이에요'라고 말한다. 그는 충분한 기름을 주유한 고성능 엔진이 여분의 연료를 소비하지 않는 것처럼 일했다. 아침에는 양고기 약간과 토스트에 커피 1잔, 점심은 정어리 튀김 2조각, 멸치페이스트를 바른 토스트와 홍차, 때로는 사과 1개, 후식으로 먹는 것은 애플파이나 파이 류의 과자였다. 그는 소량의 음식을 충분히 음미했다. 단단한 음식과 채소류를 먹을 때는 특별히 잘 씹도록 했다. 음식으로부터 섭취하는 영양을 효율적으로 에너지로 다 소비하기를 원했다. 기분이 좋지 않을 때에는 전혀 음식을 입에 대지 않았는데, 가동하지 않는 기계에 연료를 쓰는 것은 낭비라고 생각했기 때문이다. 키가 약 173 cm, 체중은 80 kg 전후로 약간 비만하였다. 에디슨은 걱정 없는 생활을 보내기 위해서 '항상 바쁘게 일하는 것을 유지하고 양생법을 확실히 지켜간다'는 것을 명심했다. 비생산적이고 불필요한 것은 생각할 겨를도 없도록 항상 바쁘게 일해야한다고 생각했다.

## 4 수면은 비생산적인 활동 -에디슨의 믿음 2-

에디슨은 수면에 대해서 부정적인 시각을 갖고 있었지만 스탠리 코렌(Stanley Coren, 캐나다 심리학자)은 에디슨의 이러한 사고방식은 일에 대한 그의 강한 윤리관에 의한 것이라고 해석했다.[6] 잠에 긴 시간을 소비하는 것은 게으름뱅이나 소비 만을 하는 유한계급에 한정된다는 생각은 당시 사람들에게 공통적이었다고 한다.

6시간 자는 사람은 노동자
7시간 자는 사람은 학자나 선생님
8시간 자는 사람은 멍청이나 깡패, 전혀 쓸모없는 사람

어쨌든 잠을 많이 자는 것은 무익(無益)하며, 부도덕한 것이고 수면은 비생산적이며 두뇌의 기능을 중단시키는 것이라고 생각했다. 하지만 에디슨이 위대한 사람이라도 현재 수면과학의 시점에서 바라보면 에디슨의 잠에 대한 생각은 잘못된 것이며 주관적이라고 할 수밖에 없다. 자동차 대량생산시스템을 실현시킨 헨리포드가 어느 날 에디슨의 연구실을 미리 약속 없이 방문했는데 에디슨은 낮잠 중이었다고 한다. 일설에 의하면 에디슨은 매일 2번씩 낮잠을 자지 않으면 제대로 깨어 있지 못했다는 얘기까지 있어서, 에디슨의 하루 수면시간이 정말 4시간이었는지는 의심스러운 부분이다.

오늘날에는 비생산적이라고 치부하던 수면이 부족함에따라 많은 문제가 발생하고 있다. 수면이 인생의 3분의 1을 낭비하는 아무 쓸모도 없는 시간이라고 생각하는 것은 잘못된 생각이다. 에디슨은 말년에 당뇨병과 브라이트병(bright's disease, 단백뇨를 주증상으로 한 신장질환)을 앓았다. 그 때는 귀도 전혀 들리지 않고, 목욕은 일주일에 한 번뿐이었고 운동을 해도 아무런 소용이 없다고 생각하고 있었으며 씹는 담배를 항시 피우고, 또 몇 개의 시가를 피우고 우유와 오렌지 주스밖에 먹지 않고 변비가 있는 상태였다. 의사가 엑스레이 검사를 권했지만 검사받는 것에 동의하지 않았다. 별로 협조적이지 않은 환자였던 것 같다. 그러다 1931년 9월에는 요독증으로 발전되어 의식혼탁이 지속되었다. 마지막 시간이 가까워졌을 때는 혼수상태에 빠졌다. 그 후 1931년 10월 18일, 에디슨은 84세 나이로 영원히 잠들었다.

에디슨은 많은 사람들이 자신이 발명한 전구가 제공하는 혜택을 받고 있는 것에

만족했다. 그는 '자동차로 스위스 전체를 돌면서 작은 마을을 방문할 기회가 있었는데, 그 곳에서 나는 인공적인 빛이 주민들에게 어떠한 효과를 주는지 주목하였다. 수력발전과 전등이 도입된 곳의 주민 사람들의 지능이 일반적으로 더 높았다. 그에 반해 전등 설비가 되어 있지 않아서 가축인 닭처럼 태양이 비추는 동안만 깨어나 있고 어두워지면 자야하는 생활을 하는 주민들의 지능은 훨씬 낮았다'고 기록했다.[6] 하지만 이것은 에디슨만의 독단적인 결론이라고 생각된다.

## 5 밤의 공포

유아기에 겪은 밤의 공포를 기억하는 사람은 많다. 문학작품을 읽으면 그 안에서 많은 예시를 볼 수 있다. 「은수저(銀の匙)」[8]는 나카칸스케(中勘助)가 1911년(메이지44년) 여름에 쓴 작품으로, 나쓰메 소세키(夏目漱石)가 아이들 세계를 뛰어나게 묘사했다고 인정하여 높게 평가받고있다. 후편은 1913년(다이쇼2년)에 쓰였는데, 소세키는 이를 전편보다 더 높이 평가했다고 한다. 그 중에 아이가 품은 두려움을 묘사한 문장이 두 군데에서 발견된다.

> 이 겁쟁이는 등불이 어딘지 모르게 기분나쁘다. 졸린 눈을 치켜뜨고 마루 가운데서 바라보고 있으면 심지에 방추형으로 서 있는 불꽃 하나가 길게 눈에 보이고, 또 코 끝을 태울듯이 얼굴을 들이대고 등불 심지를 돋우게 하는 큰어머니의 그림자가 등불의 종이에 대단히 크게 비치는 것을 보면 무엇인가가 둔갑한 것이 아닌가하는 생각이 들었다. 큰어머니는 서랍에 성냥을 넣으면서 불에 이끌려 타 죽은 벌레들의 다음 생을 위해 염불을 외웠다. 나는 다시 빛이 닿지 않는 마루 천장에 악마가 있는 것 같아 잠들 수가 없었다.

또한 다음과 같은 문장도 보인다.

이쪽으로 건너 온 이후로 나는 사흘이 멀다 하고 무서운 꿈에 시달려 한밤 중에도 온 집안을 도망다녀야 했다. 그 꿈 중 하나는 지름 한 자 정도의 검은 소용돌이가 공중에 걸려있고 시계 태엽처럼 째깍째깍 소리를 낸다. 그것이 기분 나쁘지만 겨우겨우 감정을 억누르고 있으면 이윽고 어디선가 둔갑한 학이 한 마리 날라와 그 소용돌이를 입에 무는 것이다. 그리고 또 하나는, 어둠 속에서 무언가가 내장 같이 헝클어져 뒤얽혀있는 것이다.

그러다 또 그것이 여자의 얼굴이 되어 바보처럼 입을 활짝 벌린 채 눈을 확 떠서 긴 얼굴을 한다. 그런가하면 그 다음에는 입을 닫고 옆으로 넓게 퍼져 눈도 코도 뒤죽박죽 줄어들어 터무니없는 얼굴이 된다. 그리하여 사람들이 울기 시작할 때까지 언제까지고 늘었다 줄었다 하는 것이었다. 그렇게 무서운 꿈이 덮쳐오는 이유는 큰어머니가 해준 옛날이야기 탓 일거라고 생각했다. 먼저 다시 침실을 바꾸어 보라고 해서, 나는 아버지 곁에서 자게 되었는데 매일 밤 아버지가 이야기 해준 미야모토 무사시(검술가)의 무용담도 아무런 효과도 없고 변신요괴는 아버지정도는 아무렇지도 않다는 듯이 변함없이 왔다. 이전 침실에는 마루 천장에 악마가 있었지만, 이번 방에서는 기둥에 걸려있는 팔각시계가 하나의 눈이 되고, 4개의 미닫이 문은 커다란 입이 되는 요괴가 되었다.

뒤의 문장은 밤의 공포라기보다는 꿈속의 공포를 말한다.

키타하라 하쿠슈(北原白秋)가 어린 유소년기의 경험을 생생히 그려낸 두 번째 시집 「추억(思ひ出)」[5]의 '서문' 「나의성장(わが生ひたち)」에서 하쿠슈는 가위눌렸던 밤의 공포를 다음과 같이 언급하고 있다.

나는 밤이 무서웠다. 왜 이렇게 밝은 낮이 지나고 나서 밤이라는 싫고 무서운 것이 나타나는지, 나는 의심했다. 그렇게 보모의 가슴에 꽉 껴안기고는 눈동자 색이 변할 정도로 덜덜 떨었던 것이다. 한밤 중의 시계소리 또한 망상에 빠져들게 했다. 톤카존(Tonka John)의 작은 두뇌에 생간의 피가 묻은 발소리를 슬그

머니 남기면서 때때로 깊은 나락으로 들어가도록 시계를 울렸다.

톤카존은 규모가 큰 해산물 도매상이며, 양조장에 위치한 키타하라(北原) 집 안의 큰 도련님이라는 의미로 하쿠슈 자신인 것이다.[13] 밤 속의 어둠이 사람들의 마음에 두려움을 불러일으킨 것이 분명하다.

## 6 조명기구의 변천

에도시대까지의 밤은 상상이상으로 어두웠던 것은 아닐까. 밤도둑이 출몰하기 좋게 어두웠던 것이 틀림없다. 에도시대까지 거슬러 올라가지 않아도 저자의 어린 시절은 제등(提灯) 불빛을 의지해서 시골길을 다닌 것으로 기억한다. 밤의 어둠은 0.01 Lux 이하가 되면 암흑과 같이 된다. 보름달 밤의 조도는 0.25 Lux 정도까지도 가능하며 이 정도 밝기라면 큰 글씨를 읽을 수 있다. 어둠은 사람들의 마음에 공포와 불안을 일으킨다. 옛 사람들이 어떻게든 밤의 어둠을 밝혀야겠다고 생각한 것은 명백하다. 옛날에 모닥불은 가장 간단한 광원이며 물건을 태우는 것으로 밝기를 만들어 낼 수 있었다.

1784년에 석유램프가 만들어졌다. 이 석유램프가 일본에 수입된 것은 메이지유신(明治維新) 직전이라고 한다. 일본에서는 촛대(燭台), 제등(提灯), 등불(行灯), 등대(灯台) 등이 사용되고 있었는데 종자에서 채취한 기름과 양초가 광원으로 이용되었다.

석유램프는 이전 광원에 비교하면 매우 밝게 느껴졌다. 그 다음에 나타난 것은 가스등이다. 1792년에 가스조명이 발명되어 1813년부터 10년 사이에 가스등은 영국의 주요 도시에 설치되었다. 가스등이 일본에 들어온 것은 메이지 초순 무렵이었다. 가스등은 1897년(메이지30년)부터 다이쇼(大正) 초반까지 사용되었다.

백열전구는 1870년대에 몇몇 연구자에 의해서 연구가 시작되었고 영국에서는 스완(Joseph Wilson Swan)이 최초로 백열전구를 발명했다. 미국에서는 에디슨이

1879년 10월 멘로파크(menlo park) 연구소에서 백열전구 점등 공개 실험을 성대하게 하고 있었다. 전세계는 에디슨의 백열전구 발명의 날을 기념하여 전구 발명의 날로 지정하고 있다. 다음 세기에 와서 필라멘트가 탄소선에서 텅스텐으로 바뀌고, 이것이 보다 밝은 빛을 내는 것이 밝혀져, 1910년대부터는 텅스텐 전구가 가장 널리 사용되었다. 그 뒤 형광등이 개발되어 미국에서는 1938년 4월에 판매를 시작했다.

일본에서는 형광등 보급이 상당히 늦어서 1950년(쇼와25년)부터지만, 그 밝기에 덕분에 급속히 퍼져나갔다. 세계의 반풍경이 얼마나 밝은지는 오늘날 위성으로 한눈에 볼 수 있게 됐다. 미공군의 인공위성으로 관측된 야간 지구 영상을 바탕으로 전세계의 밤에 빛나는 정도를 나타낸 세계지도가 발간됐다.[2] 선진국 도시들이 밝았는데, 미국, 캐나다 등 북미 대륙의 도시가 가장 밝고 유럽과 일본의 도시들은 그 다음으로 밝았다. 인류는 어둠의 공포에서 벗어날 수 있었지만 전력문제, 지구환경문제와 함께 수면장애의 증가라는 문제와 맞닥뜨렸고 그것들에 대한 해결방안이 요구된다.

## 7 수면연구의 시작 -뇌파의 발견-

수면의 생리학적 규명은 1924년 독일의 예나 대학의 정신의학자이자 신경정신과 교수인 한스베르거(Hans Berger)가 뇌파 기록에 성공한 이후로 비약적으로 발전되었다. 베르거는 인간의 머리 위에 전극을 붙이고 미세하게 전위가 변화하는 것을 기록하는데 성공했다. 하지만 당시에는 전기적인 측정 장치의 감도와 정확도도 충분하지 않았고, 그러한 전위 변화가 뇌에서 발생한 것인지에 대해서도 많은 학자들은 의심의 눈초리로 바라보고 있었다. 이러한 전위 변화는 정신이 안정된 상태에서는 1초에 10번 진동하는 10 ㎐의 정현파(sine wave)를 보이고 진폭은 30-50 μV 정도이다(1 μV는 1000000분의 1 V). 그런 미세한 전위 변화가 10 ㎐에서 거듭해서 나타나는 것을 봤을 때 베르거 자신도 놀랐을 것이다(저자도 스스로 조립한 증폭기에 의해서 처음으로 10 ㎐의 규칙적인 뇌의 전위 변화가 일어나는 것을 보았을 때의 그 감동을 지금도 잊을 수 없다). 그 후 케임브리지 대학의 유명한 생리학자 에드가 더글라스 아드리안

(Edgar Douglas Adrian)이 베르거의 발견을 옹호하였다. 이에 따라 전 세계의 학자들은 처음으로 인간의 뇌에서 전기활동이 발생하고 있다는 것을 받아들이게 되었다. 이후 베르거의 업적을 기리는 의미에서 뇌파를 베르거 리듬이라고 부르기도 한다.

정신상태가 안정되어 있을 때에 나타나는 매초 10회 전후의 전위변동을 알파(α)파라고 부르고, 이 전위변동이 연속해서 출현하기 때문에 α리듬이라고도 부른다. α파의 주파수는 매초 8-12회로 그 중에서도 10 ㎐가 가장 많은 빈도로 나타난다. 눈을 감고 조용히 있을 때, 특히 후두부에서 α파(α리듬)가 가장 많이 나타난다. 그런데 눈을 뜨면, 갑자기 α파보다 진폭이 낮고 빠른 파인 베타(β)파가 나타난다. 이것은 13-26 ㎐의 뇌파이다. 한편, α파보다 느린 4-7 ㎐의 세타(θ)파는 건강한 사람 중에서도 젊은 층에서 많이 보인다. θ파보다 더욱 느린 3 ㎐ 이하의 델타(δ)파는 각성상태의 건강한 성인에게는 나타나지 않는다. δ파는 수면이 깊어졌을 때 나타나는 뇌파로 만약 성인이 수면 이외의 시간에 δ파가 나타난다면 병적인 상태를 의심해 볼 필요가 있다.

## 8 수면 중 뇌파의 변화

뇌파가 발견되기 전까지는 수면상태를 조사하기 위해서 흔들어 잠을 깨우거나 잘 때의 호흡 등을 측정하여 수면의 깊이를 판단하는 경우가 많았다. 그러나 수면 중에 뇌파가 잠의 깊이에 따라 시시각각 변화하는 것을 알게 되어, 뇌파의 변화에 따라 수면의 깊이를 분류하는 방법을 고안하였다. 우선, 눈을 감고 있어도 깨어있을 때에는 8-12 ㎐의 α파가 출현한다. 꾸벅꾸벅 졸리기 시작하면 α파가 빠르게 감소하고, 낮은 진폭의 4-7 ㎐의 뇌파로 바뀌어 나타난다. 이것이 수면의 제1단계이다.

더욱이 잠자며 숨소리를 낼 정도로 수면에 빠져들게 되면 θ파 이외에 방추파라고 불리는 12-14 ㎐의 뇌파가 무리를 이루어 계속적으로 출현한다. 이것이 수면의 제2단계이다.

수면이 더욱 깊어지면 3 ㎐ 이하의 δ파가 출현하게 되고, 이것이 뇌파 전체의 20-50%를 차지하게 되는 때가 수면의 제3단계로, 중간 정도 깊이의 수면에 해당한다.

그리고 3 ㎐ 이하, 75 μV 이상의 δ파가 50% 이상을 차지하게 되면 수면은 더욱 깊어지고, 이것을 수면의 제4단계라고 부른다. 제3단계와 제4단계는 서파(slow wave), 다시 말하면 θ파나 δ파가 두드러진다는 점에서 서파수면이라고 부른다.

이상에서 알 수 있듯이 제1단계부터 제4단계까지 수면의 깊이는 서파(그것도 진폭이 큰 서파)의 출현량에 비례한다. 그러나 한편으로 수면의 깊이와 뇌파의 특성이 이 법칙을 따르지 않는 특수한 수면단계가 있다. 이 단계에서의 뇌파는 얕은 잠에 해당하는 제1단계와 비슷하지만 관찰해보면 안구가 좌우로 빠르게 움직여서 눈을 뜨기 시작하는 것이 아닌가 싶을 정도이다. 이 시기가 바로 REM수면이라고 부르는 단계이다. 빠른 안구의 움직임이 일어나므로 Rapid eye movement 수면이라고 부른다. Rapid eye movement의 머리글자를 따서 REM수면이라고 불리며 1953년 시카고대학에서 발견되었다. 제1단계부터 제4단계까지의 수면은 REM수면이 아니라는 의미에서 non-REM수면이라고 부른다.

## 9 수면부족의 시대

수면이 부족해지면, 주의력이나 집중력, 그 밖에도 기억력마저 저하된다. 스탠리 코렌은 서머타임(summer time)의 시간변동이 일어나는 시기에 1986-1988년 미국과 1991-1992년 동안 캐나다에서 일어난 교통사고 건수를 조사했다. 미국의 조사에서는 서머타임으로 시간이 변경되기 전 주, 변경된 주, 그 다음 주의 각각 4일간에 걸쳐서 일어난 사망사고의 건수를 살펴보았다. 그 결과, 봄에 서머타임이 되어 수면시간이 줄어든 주에는 사망자수가 증가했다. 무려 6%의 증가였다. 캐나다에서도 봄에 서머타임으로 변경되어 수면시간이 1시간 줄어든 직후에 사고가 증가했고, 반면에 가을에 수면시간이 1시간 증가하자 사고 건수가 줄어들었다.[6]

저자 자신이 수면부족으로 인해 발생했던 사건을 서술하고자 한다. 1982년 6월, 미국 럿거스(rutgers university) 대학에서 열린 국제심포지엄에 출석했을 때의 일이다. 저자의 발표순서가 되어 담당자에게 슬라이드를 띄워달라고 부탁했다. 그런데 슬라이드 담당자는 아직 슬라이드를 전달받지 못했다는 것이다. 당황하며 무심코 상의 주머니에 손을 넣어보니, 슬라이드가 아직 주머니 안에 그대로 남아있는 것이 아닌가! 그러한 사실을 알리자 회장은 웃음바다가 되고 말았다. '이게 대체 무슨 일인가! 이제까지 이런 실수를 한 적은 없었는데'라고 혼자 생각을 했다. 이 실수로 오히려 회장의 분위기가 부드러워졌다고 마음속으로 애써 변명하며 스스로를 위로했다.

시차증후군(jet lag)에 의해 이러한 실수는 꽤 많은 사람이 경험하는 일일지도 모르지만, 역시 수면부족으로 이와 같은 경우가 발생하기 쉽다. 저자가 대학 재직 중에 노동조합과 철야로 진행되는 단체교섭이 간혹 있었는데, 아침 일찍 가까스로 해방되어 집으로 돌아오는 길에 도로의 빨간불 신호를 무시했던 적이 있다. 다행히 비교적 시야 확보가 쉽고 지나가는 다른 차량이 없는 상황이어서 문제는 없었다. 수면부족으로 사고력의 저하, 잘못된 판단 등이 일어나기 쉽다는 것은 널리 잘 알려진 일이다. 가끔씩 의료사고가 보도되기도 하지만, 의사나 간호사의 실수에 수면부족이 어느 정도 관계가 있는지에 대한 상세한 분석은 이루어지지 않고 있다. 트럭이나 그 밖의 교통 관련 근무자들은 수면부족으로 중대한 위험이나 재해를 일으킬 수 있다. 오늘날 일반 시민들의 수면시간은 약 7시간이라고하지만, 각자 개인이 필요로 하는 수면시간을 충분히 취하지 못하는 경우가 많을 것이라는 사실은 틀림없는 현실이다.

카이바라 에키켄(貝原益軒)이 말한 '게으르게 잠만 탐하는 것에 대한 훈계', 에디슨의 '수면은 비생산적인 활동'이라는 생각이 그 당시 시대의 사람들에게는 저항 없이 받아들여졌을지도 모르지만, 오늘날에는 적절한 수면상식으로 받아들여질 수 없다.

## 10 졸고 있는 일본인

외국인들로부터 일본인은 자주 존다는 말을 듣는다. 요즘처럼 국제회의 등이 세계 각지에서 열리면 회의장에서 졸고 있는 일본인들이 자주 눈에 띄는 것 같다. 저자 자신도 자주 조는 일본인 중의 한 사람이라서 그것을 부정하지는 않는다. 그러나 일본인만이 그러한가에 대해서는 반론을 하고 싶다.

10년 가까이 일본에서 심리학 연구를 하고 있는 친한 영국 친구에게 이것에 대한 이야기를 했는데 그도 일본인의 잘 조는 이미지를 부정하지 않았다. 오스트리아에서 태어나 비엔나대학 동아시아 연구소 강사를 거쳐 케임브리지대학에서 사회학 교수를 맡고 있는 브리짓 스테거(Brigitte Steger)는 일본 대학에 유학할 당시 '졸고 있는 일본인'이라는 제목의 논문을 썼다.[12] 아직 해가 떠있는 이른 시간에 자는 것은 적어도 유럽에서는 게으른 사람의 증거라고 한다. 하물며 수업이나 업무 중에 잠을 잔다는 것은 생각조차 할 수 없는 일이다. 유럽에서도 남쪽의 국가(스페인 등)에서는 시에스타라는 낮잠 자는 시간이 있지만, 그것은 공공장소에서 조는 것을 뜻하는 것은 아니다. 스테거에 따르면 그녀가 참석한 UN식량농업기구(FAO)의 회의에서도 조는 일본인들의 모습을 보았고 그들은 종종 기분 좋게 꾸벅꾸벅 졸고 있었다고 한다. 그것을 본 프랑스 대표가 '분명 속이 불편한 걸거야'라고 하니, 미국 대표는 '아니, 시차 때문일 거야'라고 의견을 교환했다. 해외에서 열리는 국제회의에 참석할 때는 현지에 도착한 다음날에 강연을 듣다보면 무릎에 둔 서류가 갑자기 바닥에 떨어져서 그 소리에 '헉'하고 일어나는 경우가 있다. 시차증후군을 극복하기 위해서는 상당한 노력이 필요하다. 그러나 일본인들은 시차가 없는 상황에서도 조는 모습을 자주 보인다고 한다.

그러면 이러한 '일본인의 졸음'이 나타나는 진짜 원인은 무엇일까?

몇 가지 가설이 있는데 그 중 하나는 수면부족 해소를 위한 낮잠으로서 졸음이 오는 것이고 고도성장 이후 바쁜 일본사회의 산물이라는 가설이다. 이 가설이 국민수면에 관한 조사 중 가장 그럴듯한 설명이다. 일본인의 주간졸음은 수면부족과 스트레스가 원인인 것 같다는 결론은 바로 내릴 수 있지만, 정말 일본인만이 수면부족과 스트레스에 시달리고 있는 것일까?

여기서 '졸다'라는 말의 정의를 다시 생각해 볼 필요가 있다. 존다는 것은 '앉아있으면서 자는 것'을 말한다. 다시 말해, 잠의 깊이, 시간, 자세와는 무관하게 다른 일을 하면서 자는 것이 조는 것이다. 일본인이 전철 안, 회의 중(특히, 국제회의)에서 졸고 있는 모습이 아마도 외국인의 눈에 띄었을 것이다. 일본인들이 공공장소에서 졸 수 있는 것에 대해서 '일본이 안전한 나라이기 때문에 공공장소 어디서든 졸 수 있다'라는 이유를 든다면 일본인이 납득할 만한 최소한의 체면치레가 될 것 같다.

| 년대 | 북미대륙을 횡단하는데 필요한 시간 | 이동수단 | 조명기구의 변천 |
|---|---|---|---|
| | | | 1813년 가스등을 사용하기 시작 |
| 1849년 | 166일 | 포장마차(covered wagon) | |
| 1860년 | 60일 | 역마차(stagecoach) | |
| 1870년 | 11일 | 기차 | |
| | | | 1879년 백열전구 발명 |
| 1923년 | 26시간반 | 비행기(프로펠러기) | |
| 1938년 | 17시간반 | 비행기(DC-3) | 1938년 형광등 실용화 |
| 1975년 | 5시간 | 비행기(747기) | |

■ **그림 1-1. 1813년부터 1975년에 걸쳐 일어난 교통시설의 고속화와 조명기구의 변천**
(J. Kiffin Penry 박사의 항경련제 개발 발전에 대해 그린 도표를 참고하여 작성한 것)

## 참고문헌

1) ニール・ボールドウィン，椿正晴訳：エジソン．三田出版会，1997.
2) 乾正雄：夜は暗くていけないか　暗さの文化論．朝日選書，朝日新聞社，1998.
3) 貝原益軒・伊藤友信訳：養生訓．講談社学術文庫，講談社，1991.
4) 兼好法師，奈良岡康作訳注：徒然草．旺文社，1988.
5) 北原白秋：おもひで．財団法人北原白秋生家保存会，1999.

6)　スタンレー・コレン，木村博江訳：睡眠不足は危険がいっぱい．文芸春秋社，1996.
7)　松尾芭蕉，久富哲雄訳注：おくのほそ道．講談社学術文庫，講談社，pp.105-107, 1993.
8)　中勘助：銀の匙．岩波文庫，1998.
9)　小田晋：日本の狂気誌．講談社学術文庫，講談社，1998.
10) 大熊輝雄：脳波とその臨床応用．大原健士郎・渡辺昌祐編：精神科・治療の発見．星和書店，1988.
11) 酒井紀美：夢語り・夢解きの中世．朝日選書，朝日新聞社，2001.
12) ブリギッテ・シテーガ：居眠りする日本人．選書メチエ編集部：ニッポンは面白いか．講談社，2002.
13) 横尾文子：北原白秋　ふくおか人物誌 (3) 西日本新聞社，1996.

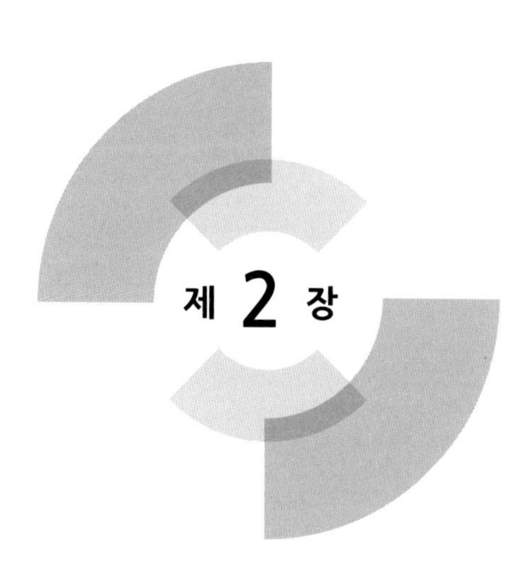


# 한방의학의 특징

## 1 한방의학의 탄생

지구상에는 수많은 천연약물이 존재한다. 특히 식물계에서 많은 천연약물들이 발견되고 있다. 인류는 먼 옛날부터 병에 대한 두려움과 싸워나가면서 우연히 또는 자세한 관찰을 통해 이런 약물들을 발견할 수 있었다. 인류는 지구상에 출현한 그 때부터 각종 질병에 시달렸고 그 고통을 없애기 위해 약물을 탐구해왔다. 아편은 양귀비의 추출성분이며 알코올을 논외로 한다면 정신활동에 작용하는 약물로서 가장 오래전부터 사용되어왔다. 오피오이드(opioid, 마약성진통제) 작용을 가진 양귀비 추출물에 관한 것으로 추정되는 기록이 고대 중동의 수메리아 지방에서 발견되었고 그 기록은 기원전 4000년에 작성된 것이라고 감정되었다. 고대 그리스인들은 정신적 위안과 의료를 목적으로 아편을 사용하였다. 기원전 8-9세기 호메로스의 「오디세이아」에서는 어떤 식물로부터 제조한 네펜테(nepenthe)라는 약이 근심을 잊게 하여 담담하고 편안한 기분, 행복감, 졸음과 수면을 가져온다고 언급되어 있다. 로마문명에서 아편의 중요성은 로마신화의 잠의 신인 솜누스(Somnus)가 종종 양귀비즙을 담긴 그릇을 들고 있는 모습이 그려진 장면에서 찾아볼 수 있다.[7)]

동양에서는 중국 한(漢)민족이 질병 치료법을 체계적으로 확립했다(중의학의 탄생). 그리고 이 체계에서 치료에 사용한 약을 중약(中藥, 漢藥)이라고 불렀다. 이 중의학이 5세기 초에 한반도를 거쳐 일본으로 전래되어 17세기 에도시대 초기 무렵부터 일본의 독자적인 연구가 이루어지고 한방(漢方)의학이라고 불리게 되었다. 그리고 한방의학에서 치료에 사용되는 약은 한방약이라고 하였다. 그 후 일본에서 개발된 약물이 몇 가지가 있는데, 이를 '화약(和薬)', 그리고 화약과 한방약을 합쳐서 '화한약(和漢薬)'이라고 부르게 되었다.

지금부터 200년 전의 천연물 속에서 현대적인 약이 발견되고 나서 다양한 신약들이 잇달아 생겨나고 있다. 한방의학에서는 '의식동원(醫食同源)', 즉, 약과 음식의 근원은 하나라는 말이 있다. 네덜란드 의학이 일본에 전해졌을 때 그것을 '난방(蘭方)'이라 부른 반면, 나라시대부터 일본에 있었던 중의학은 '한방(漢方)'이라고 불렸다.

한방에서는 질병에 대한 학문적 추구보다 질병을 가진 환자의 치료하는 것이 목적이다. 따라서 질병을 보는 것이 아닌 환자를 보는 것을 기본방침으로 한다. 이러한 의미에서 한방의학은 치료의학이며 현대의학에서는 경시될 수 있는 부분인 사람과 사람 사이의 만남과 교류를 중요시한다.

## 2 한방의학의 특징 -진단과 치료-

한방의학은 '증(證)을 판별, 판단하는 학문(證候學)'이며, 그 치료법은 '증(證)'에 따르는 치료인 수증(隨證)치료이다. 그렇기 때문에 한방의학은 증상에 대한 독자적인 관찰, 사고, 치료법을 가지고 있다.[4] 또한 한방의학의 특징은 천연물, 생약(生藥)인 한약을 활용하여 치료하는 것이다. 우리는 한약 엑스제제가 보급화된 시대에 살고 있다. 한약처방은 여러 가지 생약이 일정량씩 조합되어 구성된다. 각각 생약의 양을 정하고, 그것들로 한약처방을 만들기 위해서는 얼마나 많은 시행착오들이 있었을까. 오랜 세월에 걸친 경험의 축적 속에서 지금의 방제(方劑)가 완성된 것이다. 선인들의 노력의 결과로 태어난 것이 현재 한약처방의 모습이다.

환자의 체력이나 체질에 따라 약물에 대한 반응이 다르기 때문에 환자의 체력,

증상을 파악하는 것이 중요하다. 같은 질병일지라도 환자의 체격이나 증상에 따라 사용하는 처방이 다르고, 다른 질병이라고 해도 같은 치료처방이 나올 수도 있다. '증(證)'은 서양의학에서 말하는 증상이나 증후와는 달리 어떤 병적 상태에서 나타나는 여러 증상을 포괄적으로 표현하는 개념이며, '증(證)'을 결정하면 즉시 치료방침이 결정된다. 서양의학에서 말하는 진단, 치료방침을 결정하는 단계는 한방의학에서 '증(證)'을 판단하는 것을 말한다.

'증(證)'은 '허증(虛證)'과 '실증(實證)'으로 나뉜다. 허증과 실증을 구별하는 방법은 표 2-1과 같다. 이는 후지히라(藤平) 저서에서 인용하고 일부 표현을 수정한 것이다. 이를 좀 더 쉽게 설명하면 표 2-2와 같이 정리할 수 있다. 나리타(成田)[5] 는 표 2-3과 같이 '증(證)'의 개념을 체질적인 것과 증상적인 것으로 나누어 제시하였다.

또한 가장 기본적인 체질적 '허실(虛實)'의 증(證)을 표 2-4에 정리했다. 한방의학에서는 '증'의 진단이 어떤 처방을 활용할지에 대한 결정적 근거가 된다. '허(虛)' 라는 것은 속이 비어있는 것, '실(實)'이라는 것은 속이 차있는 것인데, 보통 체력이 강하고 약하다는 의미로 사용되고 있으나 환자의 투병(鬪病) 반응의 강약의 의미로 사용되기도 한다. 음양(陰陽)이란, 신진대사가 활발한 경우에는 양(陽), 신진대사가 저하되어있는 경우는 음(陰)이라고 표현한다. 예를 들어, 염증이 있을 경우, 발열이 있으면 양증(陽證)이고, 발열 없이 오한(惡寒) 증상만 있는 경우는 음증(陰證)이라고 생각한다. 증상이 일어나는 부위는 '표리내외(表裏內外)'로 나타낸다. 표(表)는 몸의 표면, 리(裏)는 안쪽 장기를 가리킨다.

한방의학에서는 병의 원인을 기혈수(氣血水)의 이상에 의한 것이라고 생각한다. 기혈수는 체내를 순환하는 것으로서, 이것이 막히거나 치우침으로인해 병을 일으킨다고 생각된다. 기혈수 중에서 기(氣)는 혈(血)과 수(水)보다 고차원적인 기능을 담당하고 혈이나 수를 조절하는 것으로 여겨진다. 발병 초기에는 기의 이상이 주로 보이고, 병의 경과에 따라 혈이나 수의 이상이 보이는 경우가 많다. 기의 개념은 폭 넓게 사용되고 있으며 일상적으로도 사용된다.

**표 2-1.** 허증(虛證)과 실증(實證)

| | 허증(虛證) | 실증(實證) |
|---|---|---|
| 체격 | 마르고 연약 | 근육질 |
| 활력 | 기운이 없고 자주 피곤함 | 활력적이며 의욕 넘침 |
| 어깨 | 처진 어깨 | 솟은 어깨 |
| 목 | 가늘고 긴편 | 짧고 굵은편 |
| 얼굴 | 창백하고 윤기 없이 거침 | 붉고 기름기(유분)가 많음 |
| 눈(동자) | 힘 없이 멍함 | 힘 있고 생기 있음 |
| 목소리 | 가늘고 작음 | 굵고 큼 |
| 머리 | 윤기 없고 건조함 | 검고 윤기 있음 |
| 턱 | 뾰족하고 호리호리함 | 하관(下顴)이 있는 각진 모양 |
| 배꼽 | 작고 얕음 | 크고 깊음 |
| 손가락 | 가늘고 부드럽고 작음 | 마디가 굵고 전체적으로 큼 |
| 복부 | 누르면 부드럽게 들어감 | 누르면 탄력이 있음 |
| 피부 | 윤기가 없음 | 윤기가 있음 |
| 손톱 | 건조하고 울퉁불퉁 | 윤기 있고 단단함 |
| 맥 | 약하고 가는 맥 | 힘차고 강한 맥 |
| 식욕 | 적은편, 소식 | 왕성함 |
| 목(마름) | 수분 섭취가 적은 편 | 갈증이 있어 물을 잘 마시는 편 |
| 땀 | 쉽게 흘리는 편 | 쉽게 흘리지 않는 편 |
| 위장 | 약한 편 | 튼튼한 편 |
| 배변 | 설사 경향 | 변비 경향 |
| 설진(혀) | 감기에 걸리면 습윤해지는 편 | 감기에 걸리면 건조해지는 편 |
| 자세 | 굽은 등, 구부정한 자세 | 힘 있게 걷는 편 |
| 감정 | 기분동요가 적은 편 | 신경질적인 편 |

후지토다케시(藤戸健), '한방의 모든 것(漢方 のすべて)'에서 인용

**표 2-2.** 쉬운 허증(虛證), 실증(實證)의 구별

| | 허증(虛證) | 실증(實證) |
|---|---|---|
| 체격 | 마르고 연약 | 근육질 |
| 활력 | 기운이 없고 자주 피곤함 | 활력적이며 의욕 넘침 |
| 목소리 | 가늘고 작음 | 굵고 큼 |
| 복부 | 누르면 부드럽게 들어감 | 누르면 탄력이 있음 |
| 얼굴 | 창백하고 윤기 없이 거침 | 붉고 기름기(유분)가 많음 |
| 배변 | 설사 경향 | 변비 경향 |

**표 2-3.** 증(證)

1. 체질적인 증(證)
    a. 해부학적인 개인차
    b. 면역학적인 개인차
2. 증상적인 증(證)
    a. 환자의 자각적 증상
    b. 한방임상진단 기준에 의한 타각적 증상

**표 2-4.** 허증(虛證)과 실증(實證) 정리

| | 허증(虛證) | 실증(實證) |
|---|---|---|
| 체격 | 물렁살, 마른형 | 근육질, 단단하고 튼실함 |
| 얼굴, 눈 | 눈에 힘이 없음 | 눈에 힘이 있음 |
| 피부 | 희고 탄력이 없음 | 혈색이 있으며 탄력이 있음 |
| 복부 | 얇고 부드러움<br>위장이 약하고 변이 무른 경향 | 두텁고 단단함<br>위장이 튼튼하고 변비경향 |
| 기능성 | 애잔한 목소리<br>소극적, 쉽게 피로<br>허약함 | 힘 있는 목소리<br>적극적, 활동적<br>튼튼함 |

## 3 「양생훈(養生訓)」에 나타나는 한방의학의 사고방식 -특히, '기(氣)'에 관하여-

'기(氣)'의 개념은 동양의학에서 중요한 것으로, 혈(血), 수(水)와 함께 중시되어 왔다. '기'라는 것은 형태가 있는 모든 것을 낳고, 변화시키고, 마침내 무로 되돌리는 것으로서 형태를 기능하게 하는 것이다.[6]

오오츠카 게이세츠(대총경절, 大塚敬節)[6]에 의하면 일본적인 색채가 강한 한방의학이 꽃핀 것은 요시마스 토도(길익동동, 吉益東洞)가 활약했던 에도시대의 17, 18세기라고 한다. 토도는 1702년 출생(1702-1773), 카이바라 에키켄(貝原益軒)은 1630년(1630-1714) 출생으로 토도보다 약 70년 전에 태어났다. 에키켄은 에도시대 초기에서 중기에 걸쳐 활동한 위대한 유학자로서, 에키켄이 쓴 「양생훈(養生訓)」은 당시 동양의학의 사고방식을 충분히 반영하고 있다. '양생훈'에는 '기'에 관한 서술이 많은데 '기에서 만병이 생겨난다', '단전에 기를 모은다', '기를 기르는 방법', '기의 순환' 등의 설명을 볼 수 있다.

'날숨(呼)과 들숨(吸)'에 관해서는 다음과 같이 쓰여 있다.

> '호흡(呼吸)'은 사람의 코에서 끊임없이 출입하는 숨의 흐름이다. '호(呼)'는 나가는 숨이고, 신체의 안에 있는 기를 토해내는 것이다. '흡(吸)'은 들어가는 숨으로, 바깥의 기를 들이마시는 것이다. 호흡은 사람의 생기(生氣)이며 호흡을 하지 못하면 사람은 죽게 된다. 사람의 체내에 있는 기는 하늘과 땅의 기와 같은 것으로, 안팎을 통하고 있다. 사람이 하늘과 땅의 기 안에 있는 것은 물고기가 물 안에 있는 것과 같다. 물고기 배 안의 물도 바깥의 물이 안팎을 출입하는 것이다. 사람 몸 속에 있는 기도 하늘과 땅의 기와 같은 것이지만, 체내의 기는 내장에 오래 있어서 더럽혀져 있다. 하늘과 땅의 기는 신선하고 깨끗하다. 그러므로 종종 코로 체외의 기를 많이 들이마시는 것이 좋다. 들이마신 기가 몸 속에 가득 차면 입으로 조금씩 잔잔하게 내 쉬는 것이 좋지만 급하게 내쉬어서는 안 된다. 이것은 오래된 더러운 기를 내쉬고 깨끗하고 새로운 기를 들이마시면서 안팎의 기를

교환하는 것이기 때문이다.

호흡법을 실행할 때는 신체를 바르게 하고 위쪽을 향해 바로 누워서 발을 뻗고 눈은 감고 손을 꼭 쥐며 양쪽 발을 5촌(약 15 cm) 정도 벌리고 양 팔꿈치와 몸의 간격도 똑같이 5촌 정도가 되도록 한다. 하루에 아침, 저녁으로 1-2번 정도 시행하고 장기적으로 행한다면 필시 효과가 나타날 것이다. 또한 기를 편안히 고르게 하고 호흡법을 실행해야 한다.

## 4 '심신일여(心身一如)'의 사고방식

'심신일여(心身一如)'라는 말에서 알 수 있듯이, 한방의학에서는 정신과 신체가 뗄 수 없는 관계라는 것을 주장해왔다. 애초부터 정신적 요인을 중시해왔고, 특히 '기'를 조절, 강화하는 여러 종류의 '기제(氣劑)' 관련 처방은 다양한 종류의 심신증(psychosomatic disease)에 사용되고 있다.

이러한 사고방식에 대해서는 서구의 학자들도 동의하는 것으로 보인다. 예를 들어, 대니얼 데넷(Daniel Dennett)[1)]은 다음과 같이 생각했다.

> 신체에는 자신의 대부분 특성이 포함되어있다. 자신의 가치, 재능, 기억, 기질 등 현재의 자신을 만들고 있는 것들의 대부분이 신경계에 포함되어있는 것과 마찬가지로 신체에도 가득하다. 데카르트의 유명한 심신이원론이 끼친 영향은 학문분야를 뛰어넘어서 일상생활까지 다다르고 있다.
>
> '이 선수는 심신이 모두 준비가 되어있다'거나 '몸(신체)은 아무렇지도 않다. 문제는 마음이다' 등의 표현이 대표적인 예이다. 데카르트와 대립하는 철학자들 사이에서조차 마음(즉, 뇌)을 신체의 주인 혹은 안내자처럼 다루는 경향을 보인다. 흔히 있을 수 있는 이러한 사고방식에 빠지게 되면 여러 생각들 가운데 중요한 선택지를 간과해 버리게 된다. 뇌(즉, 마음)는 여러 기관(organ) 중 하나이며 비교적 최근에 와서야 다른 장기들을 조절한다는 주장이 힘을 얻게 되었다. 다

시 말해, 뇌를 주인으로 생각하는 것이 아니라 신체를 위해서 꼼꼼한 집사처럼 뇌를 보호하고, 활력을 주고, 활동에 의미를 부여해 준다고 생각하는 것이 뇌의 기능을 제대로 이해할 수 있도록 한다는 것이다.

이어서 다음과 같이 덧붙이고 있다.

'마음(心)이 뇌와 같은 것이라는 사고방식을 일단 버리고 마음의 존재를 신체의 다른 부분으로 확장하게 되면, 마음을 기능 위주로 생각하는 것은 어려울 수 있지만, 그 대신 마음에 대한 관점이 크게 달라지게 된다. 배나 선박 등의 인공 구조물과는 다르게 우리의 제어시스템은 독립적으로 작동하고 있지 않아서 지혜를 신체의 (신경계가 아닌) 내부에 두고 매일의 의사결정에 활용할 수 있다.'

또한 에키켄(貝原益軒)은 '마음(心)은 신체의 군주'라고 말하고 있다.

'마음은 사람 신체의 군주에 비유할 수 있고 생각을 통솔하는 주인이다. 귀(耳), 눈(目), 입(口), 코(鼻), 형(形, 몸)의 다섯 가지는 듣는 것, 보는 것, 먹는 것, 숨 쉬는 것, 움직이는 것이라는 이제까지의 역할이 있으므로 '오관(五官)'이라고 한다. 이른바 마음을 데리고 다니는 것이며 마음은 내부에서 오관을 지배하고 있는데 신중히 생각하면서 오관이 하는 일에 대한 옳고 그름을 가려야 한다. 군주를 위해 오관을 사용하는 것은 명백하나 오관을 위해 군주를 사용하는 것은 잘못된 생각이다. 마음은 신체의 주인이므로 안락하게 해주어야 하며 힘들게 해서는 안 된다. 오관은 군주(마음)의 명령에 따라서 각각의 맡은 바를 다하며 멋대로 행동해서는 안 된다.' 고 설명하고 있다.

신경과학이 진보한 오늘날, 심신일여(心身一如)의 사고방식은 다시 검토하여 어느 정도 수정하는 과정이 필요하다.

## 참고문헌

1) ダニエル・デネット，土屋俊訳：心はどこにあるのか．草思社，1997.
2) 藤平健：漢方薬のすべて．主婦の友社，1993.
3) 松田邦夫：漢方医学の歴史と考え方．神経精神薬理, 12(3)；149-155, 1990.
4) 難波恒雄：漢方・生薬の謎を探る．NHK 人間大学，7 月-9 月，NHK 出版，1995.
5) 成田洋夫：精神科領域における漢方治療．神経精神薬理, 12(3)；165-172, 1990.
6) 大塚恭男：東洋医学．岩波書店，1996.
7) Snyder, S.S., 佐久間昭訳：脳と薬物．東京化学同人，1990.

〈그 외 한방의학에 관한 참고서〉

8) 松橋俊夫：老年疾患漢方治療集．金剛出版，1993.
9) 松橋俊夫：漢方精神医学入門．金剛出版，1989.
10) 日本漢方医学研究所監修：漢方医学テキスト治療篇．医学書院，1995.
11) 高山宏世：腹証図解　漢方常用処方解説．日本漢方振興会漢方三考塾，1988.
12) 丁宗鐵：最新漢方実用全書．池田書店，1994.
13) 山田和男，神庭重信：実践漢方医学．星和書店，1997.

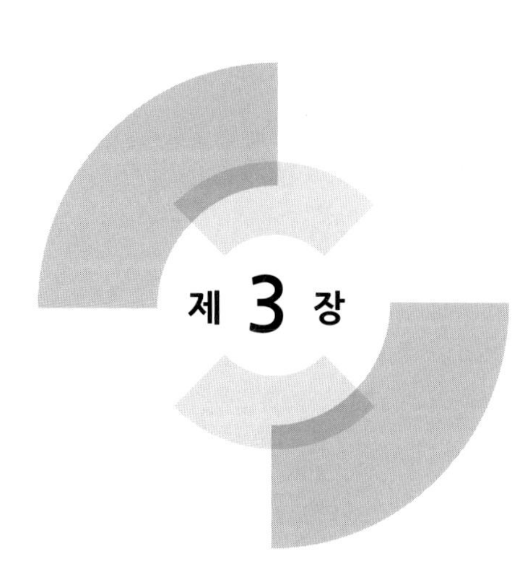


# 불면증에 활용되는 한약

## 1 불면증에 자주 활용되는 한약

노년기의 치매 환자에게 당귀작약산을 사용한 결과, 환자는 잠이 들기 쉬워졌으며, 또한 좀 더 깊은 수면을 취했다고 느낄 수 있게 되었다. 새벽이나 너무 일찍 잠이 깨는 조조각성(早朝覺醒)이 줄어들고 밤에 잠들기 쉬워지면서 하루종일 졸음을 느끼는 사람도 감소하는 것으로 나타났다. 그런데 신기하게도 당귀작약산은 지금까지 불면증 치료제로서는 크게 주목받지 않았고 이러한 증례경험은 불면증에 효과가 있는 한약 종류가 더 많이 존재하는 것이 아닌가하는 의문을 남기게 되었다. 한약은 직접적으로 수면을 유도하는 것이 아니라, 자연스럽게 수면을 방해하는 요소를 제거함으로써 수면을 취하게 하는 것이라고 생각된다. 본래 한약이 수면에만 효과가 있다고는 생각하지 않는다. 또한 한약은 내성이 생기지 않고 수면유도제보다 부작용도 적기 때문에 수면제와 함께 복용하는 것이 가능하다.

한약에 관한 의견은 일반적으로 다음과 같다.

1) 종래의 신경성 불면증 혹은 신경질성 불면증에는 한약이 활용된다. 이러한 불면증은 오늘날에는 정신생리적 불면증(psychophysiologic insomnia, PI)의 범주에 속한다.
2) 수면제로 인한 부작용이 인정될 경우 한약치료를 시행한다.

3) 어떤 질병의 증상으로 불면증을 앓게 될 경우, 그 원인이 되는 질병 치료를 우선하는 것이 원칙이며, 한약치료가 효과적인 경우가 많다. 예를 들면, 우울증의 증상으로 불면증이 나타나는 경우에는 우울증 치료를 먼저 하는 것이 중요하고, 그 경우에도 한약치료가 효과가 있을 때가 많다. 그러나 오로지 한약치료 만으로 효과를 본 증례는 아직 그리 많지 않다. 그리고 수면무호흡증의 치료에도 한약치료가 효과적이라고 생각한다.

4) 위장이 약해서 수면제의 복용량을 조절하기 어려울 경우에는 한약치료가 효과적인 경우가 많다. 그런데 가끔씩 한약을 복용하면 속이 안 좋다고 말하는 사람도 종종 있다.

5) 정신병으로 인한 불면증에 한약치료는 적절하지 않다고 본다. 저자의 경험으로 봤을 때, 우울증 치료에는 새로운 항우울제를 통한 치료나 한약과 양약의 병용치료가 더 확실한 효과를 보인다고 생각한다.

한약으로 불면증을 치료하는 것에 관해 현재까지의 많은 의견을 참고하면, 다음과 같이 정리할 수 있다.

### 불면증에 활용되는 처방

〈실증(實證)에 활용되는 처방〉

● 시호가용골모려탕(柴胡加龍骨牡蠣湯)

맥과 복력이 모두 강한편이며 흉협고만(胸脇苦滿, 심와부부터 협하부위에 걸쳐 답답함을 호소하고, 저항 및 압통이 있다고 인정되는 증상)과 배꼽 주위에 동계가 있으며, 불면증, 동계, 불안감, 초조함, 변비 경향.

● 삼황사심탕(三黃瀉心湯)

고혈압 경향, 머리로 열이 올라가는 상기증(上氣症), 안면 홍조, 변비 경향, 잠들기가 어려움.

● 황련해독탕(黃連解毒湯)

머리로 열이 올라가는 상기증, 불안 증상으로 생긴 불면증, 안면 홍조.

〈(실증과 허증의) 중간증에 활용되는 처방〉

- 반하후박탕(半夏厚朴湯)

  인후 이물감, 폐색감, 불안, 동정, 우울, 어지럼증.

- 가미소요산(加味逍遙散)

  빈혈, 불안, 초조, 냉증, 잠잘 때의 식은땀(盜汗).

〈허증(虛證)에 활용되는 처방〉

- 시호계지탕(柴胡桂枝湯)

  협하부위의 답답함, 불안, 오심을 동반하는 불면.

- 가미귀비탕(加味歸脾湯)

  체력이 쇠약해져 쉽게 피로하며 혈색이 나쁜 사람으로, 초조해하거나 사소한 일로 걱정하고 괴로워함.

- 산조인탕(酸棗仁湯)

  체력이 저하되어 있는 사람으로, 심신피로로 인한 불면, 잠들기가 어려움.

하지만 위에서 언급한 처방은 불면증에 활용되는 처방들 중 개인적으로 활용하는 하나의 예시이며 경험이 쌓인 의사에 따라 더욱 다양한 처방이 내려진다. 연구자에 따라서 어떤 처방이 중간증에 속한다고 주장하는 사람, 허증이라고 하는 사람 등 의견 차이가 존재한다. 본래 한약은 수면제로서 한정된 것이 없으며, 저자는 불면증에 더욱 많은 처방들이 활용될 수 있을 것이라 생각한다.

한약치료에 관련된 서적을 보면, 다음과 같은 처방이 포함되어 있다. 그러나 이것 또한 하나의 기준일 뿐, 더욱 자유롭게 선택해도 된다.

실증 시호가용골모려탕(柴胡加龍骨牡蠣湯)
삼황사심탕(三黃瀉心湯)
황련해독탕(黃連解毒湯)*
중간증 황련해독탕(黃連解毒湯)*

가미소요산(加味逍遙散)
억간산(抑肝散)*
육미환(六味丸)*
팔미지황환(八味地黃丸)*
반하후박탕(半夏厚朴湯)*
산조인탕(酸棗仁湯)*
저령탕(猪苓湯)*

허증 계기가용골모려탕(桂枝加龍骨牡蠣湯)
감초사심탕(甘草瀉心湯)
우차신기환(牛車腎気丸)
조등산(釣藤散)
가미귀비탕(加味歸脾湯)
억간산(抑肝散)*
산조인탕(酸棗仁湯)*
반하후박탕(半夏厚朴湯)*
팔미지황환(八味地黃丸)*
육미환(六味丸)*
귀비탕(歸脾湯)
억간산가진피반하(抑肝散加陳皮半夏)

*표시는 두개의 증에 걸쳐서 있는 것.

## 2 한약의 약리

### 1) 중추신경계에 작용하는 한약

중추신경계에 작용하는 한약은 임상시험에 의해 꽤 오래전부터 알려져 있었으나, 최근 들어 동물을 이용한 약리학적 연구에 의해 분명하게 밝혀졌다. '기(氣)'에 작용하는 약을 기제(이기약(理氣藥))라고 부르며, 기가 정체된 상태를 치료할 때 사용된다.

그러나 한약은 다양한 생약의 조합으로 만들어진 것이기 때문에 구성성분이 복잡하고 그 작용기전도 단순하지는 않다.

한약의 구성성분은 작용제(agonist)와 길항제(antagonist) 양자를 공유하며, 대상에 따라 어느 한 쪽이 주로 작용한다고 하는 설명방식도 있다. 또 다른 설명으로 대상의 상태에 따라 한약의 분해 과정과 단계가 달라지며, 때로는 상반되는 생체반응이 나타난다고 한다.[18]

향정신성 약물은 작용목표가 명확해서 예리한 작용을 기대할 수 있으나, 한편으로는 부작용이 문제시된다.

중추신경계에 작용하는 한약 중 많이 쓰이는 대표적인 것은 대황, 후박, 황련, 시호, 작약, 감초 등이다. 이 한약들의 약리작용을 설명하기 위해 현재 연구가 진행되고 있다.

### 2) 약리학에서 본 한약의 항불안작용

한약이 수면장애에 활용되는 것을 약리학적인 관점에서는 어떻게 설명하고 있을까. 수면제로는 주로 벤조디아제핀계 약물이 사용되며, 이 약물이 항불안작용을 한다는 것도 널리 알려진 사실이다. 약리학적인 관점에서 한약이 항불안작용이 있다는 것을 증명할 수 있다면, 그 한약은 불면증에 처방될 수 있다고 본다.

마루야마 유지(丸山悠司), 쿠리하라 히사시(栗原久) 등은 항불안제를 평가하는 방법의 하나인 고가식 미로장치를 개량한 기구를 사용하여, 자연스러운 상태에 있는 마우스의 불안 증상 발현을 근거로 여러 중추에 작용하는 한약의 항불안작용을 평가

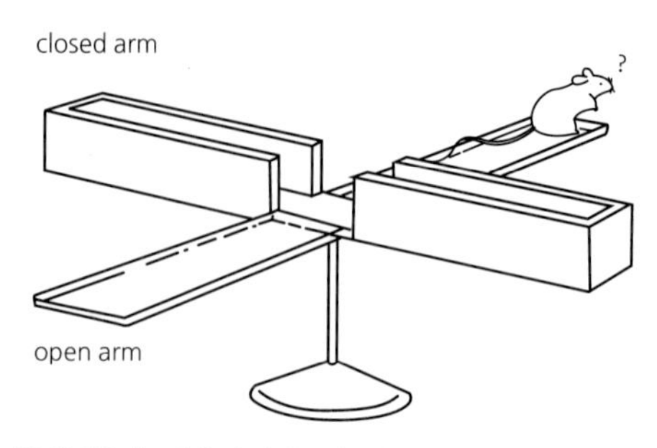


■ **그림 3-1. 개량형 고가식 십자형 미로장치** 이 장치는 직교하는 4개의 arm[각 6(W)×30(D)]과 그것이 교차하는 부분의 플랫폼(platform, 9×9 cm)으로 되어 있다. 십자의 한쪽(arm)에는 검정색 불투명한 측벽[10(H)]이 있고 바닥은 회색으로 불투명하다(closed arm). 다른 쪽(arm)에는 측벽이 없고 바닥은 투명하다(open arm). 본 장치는 40 cm 높이로 설치되어 있다. 〈참고문헌 12-15〉

하였다. 이것은 높은 타워전망대 꼭대기의 투명한 바닥에서 사람이 느끼는 불안과 같이 고가식 십자형 미로장치의 한쪽 바닥을 투명하게 해서 동물의 정동(affects) 변화를 보는 실험이다(**그림 3-1**). 사용된 한약 처방은 반하후박탕(半夏厚朴湯), 억간산(抑肝散), 시박탕(柴朴湯), 가미귀비탕(加味歸脾湯) 4가지이다.

증류수 및 각각의 처방을 1일 1회, 7일 동안 마우스에 경구투여하였고, 최종 투여일의 다음 날에 실험을 진행하였다. 십자 중앙부에 마우스를 올리고, 5분간의 관찰 시간 동안 투명한 열린가지(open arm, 벽이 없는 주행로)에 체류한 시간의 누계를 계산하였고, 또한 자발운동량도 측정하였다.

그 결과, 반하후박탕(半夏厚朴湯)은 미약하지만 용량의존적으로 open arm에서의 체류시간을 연장시켰고, 2 g/kg 투여군에서는 증류수 투여군과 비교하여 유의미하게 체류시간의 연장효과가 인정되었다. 억간산(抑肝散)은 1 g/kg에서 최대 효과를 나타내어 현저한 연장효과가 인정되었고, 시박탕(柴朴湯)에서는 더욱 명료한 용량의존성이 나타났다. 또한 가미귀비탕(加味歸脾湯)은 0.5 g/kg 이상에서 체류시간을 유의미하게 연장시켰다. 중추신경계에 작용하는 처방에 해당하지 않는 갈근탕(葛根湯)을 대조 처방으로서 사용하였는데, 어느 용량에서도 open arm에서의 체류시간이 연장되는 효과는 나타나지 않았다.

디아제팜(diazepam)을 단독투여(1 mg/kg)했을 경우에는 체류시간이 연장되었으며, 그 효과는 각 처방투여군과 병용함으로써 현저하게 증강된다는 것이 밝혀졌다. 또한 이러한 효과 발현에 벤조디아제핀 수용체가 관여할 가능성이 있다는 것을 간접적으로 알 수 있다.

이 실험은 불면증에 사용되는 한약처방에 항불안작용이 있고, 따라서 벤조디아제핀 계열의 약물과 마찬가지로 수면을 촉진하는 작용이 있다는 것과 수면제와 병용하면 수면상태를 더욱 개선하는 작용이 있다는 것을 시사한다. 또한 마루야마와 그의 연구진은 시박탕(柴朴湯)의 항불안효과 발현물질로 F4분획이 가장 중요하다는 것을 밝혀냈다. 또한 F4성분에는 디아제팜에 대해 증강작용이 있는 것도 확인되었다.

사사키 타케오(佐々木健郎) 연구진은[23] 황련해독탕(黃連解毒湯)의 중추신경계에 대한 작용에 대하여 연구하고 있다. 한방의학에서 황련해독탕의 투여목표는 정신불안이나 흥분, 불면 등이 있고, 중추신경계를 억제시키는 약효가 시사되고 있으며, 상반신의 '열(熱)'에 따른 각종 정신증상을 보이는 질환에 투여되어 그 효과가 인정되었다. 연구진은 황련해독탕의 정동(情動) 스트레스 모델에 대한 작용 및 그 작용기전으로 벤조디아제핀 유사작용에 대하여 검토하였다. 정동 스트레스 모델 외에도 구속(拘束), 강제수영, 전기충격 등의 신체적 공격에 의한 스트레스 모델을 사용하여 항스트레스 작용을 검토하였다. 그 결과 각종 스트레스의 부하에 의한 혈청 코르티코스테론(corticosterone)의 농도는 대조군과 비교하여 유의미하게 상승하였지만, 디아제팜(5 mg/kg, p.o.)은 모든 스트레스 모델에서 코르티코스테론의 상승을 저해했다. 황련해독탕(600 mg/kg, p.o.)은 심리 스트레스 및 조건화된 공포 스트레스 부하를 준 마우스에서만 항스트레스 작용을 나타냈다.

이러한 실험들로부터 황련해독탕의 항스트레스 작용은 신체적 공격을 수반하는 스트레스 모델보다는 정동적 요인이 관여하는 스트레스 모델에서 보다 강하게 효과가 나타난다는 것을 알 수 있다. 그 작용기전은 항불안작용을 가지고 있는 벤조디아제핀과 유사하다고 생각된다.

디아제팜(1 mg/kg, p.o.) 또는 황련해독탕(1 g/kg, p.o.)을 투여한 후 1시간 이후에 헥소바비탈(hexobarbital, 70 mg/kg, i.p.) 투여시 수면지속시간이 유의하게 연장되었다. 또한 황련해독탕의 수면시간 연장작용은 용량의존적이며 투약량이 600 mg/kg 이상일 때 유의하였다. 이러한 약물들은 단독투여에 비해 두 가지를 병용한 경우에 연장 효과가 강화되는 것으로 판단되었다. 황련해독탕의 작용은 헥소바비탈 수면을 지표로 보았을 때 디아제팜 유사효과가 있는 것으로 나타났다.

이시게와(石毛) 연구진은[10] EL마우스의 이(易)흥분성으로 생긴 행동이상에 대한 시호가용골모려탕(柴胡加龍骨牡蠣湯)의 개선작용을 관찰하였다. 이 실험의 결과로 시호가용골모려탕은 운동량에 대해 비특이적으로 억제작용을 나타내는 것이 아니라, 밝은 시간대에 과잉으로 항진된 운동량을 개선시키는데 효과가 있는 것으로 밝혀졌다.

시호가용골모려탕은 조명 점등으로 자극되는 운동량 증가를 특이적으로 억제하는 것으로 나타났고 다른 시간대의 운동량에서는 그다지 큰 변화가 관찰되지 않았다. 이것은 자극에 대한 EL마우스의 과잉흥분 상태를 개선시킬 가능성을 보여주는 것이라 할 수 있다. 이 연구로부터 시호가용골모려탕이 단순히 뇌의 흥분수준을 낮추어 수면시간을 연장시키는 것이 아니라는 것을 알 수 있다. 이것은 시호가용골모려탕의 임상적인 활용에 대하여 시사하는 바가 크다. 위의 약리학적 연구는 불면에 사용되는 한약의 작용을 고려하는 데에 좋은 참고자료가 될 수 있다.

### 3) 수면다원검사를 통한 연구

사람을 대상으로 수면제의 작용을 조사하려면 밤에 잠들고 나서 어떠한 수면을 취하고 있는지를 알기 위해서는 뇌파, 안구운동, 턱 근전도, 그리고 그 외의 생체현상을 조사하는 검사인 수면다원검사(polysomnography, PSG)가 필요하다. 따라서 수면다원검사로 한약에 의해 수면상태가 어떻게 변화하는가를 조사할 필요가 있다. 유감스럽게도 이러한 연구들이 아직 많이 이루어지지는 않았다. 수면다원검사는 보통 수면을 취하는 중에(대부분은 하룻밤 중에) 연속해서 기록하는 검사를 의미하는데, 이 검사를 활용하여 연구된 것은 아직까지 억간산가진피반하(抑肝散加陳皮半夏)뿐이다.[11]

억간산가진피반하 7.5 g/일을 3일 동안 1일 3회로 복용. '증(證)'에 관계없이 건강한 남성(평균연령 27.1±6.8년) 20명을 대상으로 하였다. 20명 가운데 쉽게 잠들고 잘 잔다고 답한 7명(평균연령 23.9±2.0년)을 선정하여 수면다원검사를 실시하였다. 이중맹검법(double blind trial)에 따라 억간산가진피반하와 안중산(安中散)을 복용시켰다. 두 처방의 맛은 매우 유사하지만 안중산은 소화기실환에 사용되는 한약이다. 각각의 투약시험 사이에는 1주일의 간격을 두었다. 검사하는 날 밤 3일 전부터 특정 처방을 복용한 후 수면다원검사를 실시하였다. 수면다원검사는 23:00pm부터 피험자가 다음 날 아침 혼자서 일어날 때까지 진행하였고 만약 7시까지 일어나지 않았다면 7시까지의 기록을 인정하는 것으로 하였다. 만약 실험이 이루어지는 동안 부작용(졸음, 어지럼증, 탈력감)이 있는 경우에는 다음 날 아침에 보고하도록 안내하였다.

그 결과, 안중산과 비교하여 억간산가진피반하에서는 총 수면시간이 유의미하게 증가했다. 입면잠복시간(sleep latency)의 단축과 수면효율(sleep efficiency)의 개선, 제2단계의 수면의 증가, 제3과 제4단계 수면의 감소를 볼 수 있었다. REM수면에 뚜렷한 영향은 없었으며 다음 날 아침 부작용을 호소하는 피검자는 없었다. 벤조디아제핀계 약물은 입면잠복시간을 단축하고, 전체 수면시간을 늘리면서 제2단계 수면을 증가시키고, 제3과 제4단계 수면의 감소를 나타내는 경향이 있었다. 억간산가진피반하는 non-REM수면에서 벤조디아제핀계 수면제와 비슷한 효과를 보였다. 이 연구는 피검사자의 '증(證)'을 고려하지 않고 실시되었지만 다음 연구에서는 '증(證)'을 고려하여 어떤 요인이 억간산가진피반하에 반응하기 쉬운가를 조사 할 필요가 있다고 제언하였다. 참고로 억간산가진피반하는 허증에 사용되는 처방이다.

## 3 한약치료증례

### 1) 당귀작약산(當歸芍藥散)

저자가 경험한 사례를 들어보겠다.[8,9]

● 증례1 : 45세 여성

X년 7월 11일 : 초진(당시 38세). 그 당시 우울감, 전신권태감이 있었고 환청, 불면증, 체중감소가 발생했다고 한다. '사실을 말해라'라는 환청이 들려온다고 호소하였다. 말하는 내내 눈을 감고 긴장한 상태로 전신이 떨리는 증상도 일어나고 있었다. 당시 주치의는 반응성 정신병(reactive psychosis)으로 진단하였다. 환자는 사회성도 좋고 옷차림도 단정하며, 질문에도 시원시원하게 잘 대답했다. 외래에서 할로페리돌(halopcridol), 브롬페리돌(bromperidol) 등을 처방받고 있었다.

본 환자의 아이가 교통사고를 당해 검사를 위해 하루 입원했는데 결과는 이상 없었지만 그 때부터 환자의 상태가 이상해졌기 때문에 반응성 정신병으로 진단받은 모양이다. 8월 12일에는 환청도 없어지고 집안일도 할 수 있게 되고 우울감도 없어졌다고 한다. 그 후에도 외래통원치료를 지속하고 있다.

X + 6년 8월 23일 : 이 시기 상태는 양호한 편이다.

| 처방 : | (1) | 독세핀염산염(사일레노정) | 75 mg | |
|---|---|---|---|---|
| | | 에틸로플라제페이트(빅손정) | 2 mg | |
| | | 브로티졸람(렌돌민정) | 0.25 mg | 1 × 취침 전 |
| | (2) | 설피리드(설피딘정) | 100 mg | |
| | | 클로티아제팜(리제정) | 10 mg | 2 × 아침, 저녁 |

X + 7년 1월 12일 : 증상은 안정된 상태이다. 수면은 4시간 정도. 끊임없는 가정내 불화가 있어 스트레스가 된다고 한다.

처방 : 동일

5월 10일 : 그 이후에도 역시 같은 상태로 유지되고 있다. 지금까지 약으로 기껏해야 수면은 4시간 정도 취했는데, 약 없이는 한숨도 잘 수 없다고 한다. 냉증으로 인하여 더울 때를 제외하고는 면양말을 신고 있다고 한다.

처방 : 당귀작약산 7.5 g/일 3 × 매 식사 전 + 6년 8월 23일의 처방과 함께 복용

5월 11일 : 한약을 처방 받았지만 좀처럼 잠을 이루지 못한다고 한다. 한약의 효과는 바로 나타나지 않는 경우가 있으므로 좀 더 참을성 있게 복용하도록 안내하였다.

당귀작약산은 계속 복용하도록 전달했으며, 아래의 처방과 함께 복약하도록 했다.

| 처방 : | (1) 독세핀염산염(사일레노정) | 75 mg | 1 × 취침 전 |
|---|---|---|---|
| | (2) 에틸로플라제페이트(빅손정) | 2 mg | |
| | 브로티졸람(렌돌민정) | 0.25 mg | 1 × 취침 전 |

5월 14일 : 조금씩 잠을 잘 수 있게 되었다. 이전에 처방받은 독세핀염산염, 에틸로플라제페이트, 브로티졸람은 복용하고 있지 않다. 당귀작약산 만으로도 1주에 4-5일을 잘 수 있게 되었다고 한다.

5월 14일부터 15일에는 12시부터 4시반까지 4시간 30분정도 잤다.

5월 16일 : 11시에 자고, 2시 반쯤 깨어나 화장실에 가서 꾸벅꾸벅 졸고 있었다. 3시간 30분 정도 잠 들었지만 조금씩 더 쉽게 잠잘 수 있게 되어가고 있다고 느껴졌다.

처방 : 당귀작약산 7.5 g/일 3 × 매 식사 전

5월 31일 : 한약 만으로 잠을 잘 수 있게 되어 기분이 좋다고 한다. 이전에는 3시간 정도 밖에

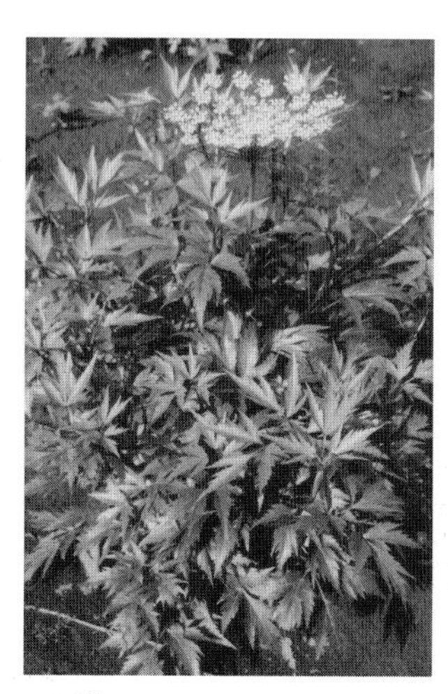

■ **그림 3-2.** 당귀

잘 수 없었던 것이 지금은 5시간 반 정도로 늘었다. 잠자리를 청해도 잠들 때까지 2-3시간 정도 걸려서 못 잤던 것도 지금은 빨리 잠들 수 있게 되었다. 한밤 중에 4회 이상 깨어났던 것도 2회 정도로 줄었고 잠의 깊이도 깊어졌다. 잠에서 깨어났을 때의 기분도 이전에는 아주 불쾌했지만 지금은 매우 좋아졌다고 한다. 외래에 다니기 시작한지 7년이 되어서야 비로소 잠을 잘 취할 수 있게 되었다. 한약을 제외한 어떤 약을 복용해도 4시간 정도 밖에 잘 수 없었다고 한다. 본인은 당귀작약산 만으로도 수면을 더욱 잘 취할 수 있게 된 것에 대해 만족하고 있다.

◎ 초기에 단기 반응성 정신병(brief reactive psychosis) 역자 주 : 현재는 단기 정신병적 장애(brief psychotic disorder)의 진단명으로 바뀌었다)으로 진단된 본 증례의 환자가 계속 외래 통원치료를 받았던 이유는 불면증 때문이었다. 항우울제, 항불안제, 수면제로도 개선되지 않았던 증상이 당귀작약산 만으로 호전된 증례이다. 다음의 7가지 증례는 고령자를 대상으로 당귀작약산을 활용한 치료 증례이다.

● 증례2 : 75세 여성

X년 8월부터 건망증이 발생하여 금전관리를 하지 못하게 되고, 11월에는 한밤에 밥을 지어 먹는 일이 있었다. X+1년 1월, 야간에 섬망(delirium)이 발생하였는데 애니라세탐(Aniracetam, 드라가논, 역자 주 : 억제성 신경전달물질 중 하나인 GABA의 유도체로 신경계에 작용하는 물질로서 일종의 뇌기능향상제(nootropic agents)로 글루탐산 수용체(glutamate receptor)에 작용하여 학습, 기억을 촉진하고 인지 저하를 예방한다고 알려진 약물이다. 국내를 비롯하여 미국, 캐나다에서는 승인되지 않았고, 유럽 일부 국가는 치매약으로 승인되었다. 일본에서는 치매 및 뇌경색 후유증에 따른 정서 장애(불안, 초조, 우울)에 사용되었다가 현재는 유효성 부족으로 판매중지 되었다)으로 호전되었다. 그 당시 미안세린(mianserin, 역자 주 : 사환계 항우울제(tetracyclic antidepressants)로 항히스타민작용 및 수면진정작용이 있으나 항콜린작용은 거의 없다. 노르에피네프린 재흡수를 억제하고 노르에피네프린 방출을 돕는 비정형 항우울제의 한 종류)도 병용하였다. 그 후, 옥시페르틴(oxypertine, 항정신병약물의 한 종류)으로 변경하였다. 이후 드라가논을 테이퍼링(tapering)하며 복용량을 줄여가도 이상이 없어

중지하였다.

X+1년 4월 3일 : 오전 1시쯤 눈을 떠서 갑자기 빨래를 하겠다고 하거나, 무언가 찾는 듯한 모습을 보였다. 그 날 저녁부터 당귀작약산을 사용하기 시작하였다(1일 7.5 g). 수면제인 조피클론(zopiclone, 이모반정)은 전부터 계속 처방받아 취침 전에 1정씩 복용하고 있다. 4월 3일 이전은 21시쯤 취침하고 22시반쯤 잠이 들어 오전 2시 반쯤에는 눈을 떴다. 4월 3일 밤에는 21시에 바로 잠들었다. 중도각성이 없이 5시에 눈이 떠졌다. 잠에서 깨고 일어났을 때 기분도 기분도 상쾌하고 피로감이나 걸을 때 어지럼증도 없었다.

4월 10일 : 환자는 당귀작약산을 복용하기 시작했을 때부터 잘 잘 수 있었다고 한다. 예전부터 있던 머리가 무거운 느낌도 사라졌다.

◎ 치매가 있는 이 환자에게 야간섬망이 나타나 당귀작약산을 쓰기 시작했고, 그 이후로 섬망이 사라졌다. 또한 그때까지 계속되던 불면증, 중도각성 등이 당귀작약산을 사용하기 시작한 후 사라졌는데, 이것은 당귀작약산의 효과로 보인다.

● 증례 3 : 102세 여성

X년 우측 대퇴골 골절로 모 병원에 입원. 4, 5년 전부터 치매가 있었으나 특별한 문제 없이 지냈다.

X+7년 가을쯤부터 가끔씩 혼잣말을 하기 시작하였고, 밤에도 역시 혼잣말을 하였다. 의미불명인 말을 하는 적도 있었으나 심하지는 않았다. X+8년 3월 12일쯤 부터 큰 소리로 사람의 이름을 불렀으며 다시 혼잣말이 심해졌다. 밤낮으로 계

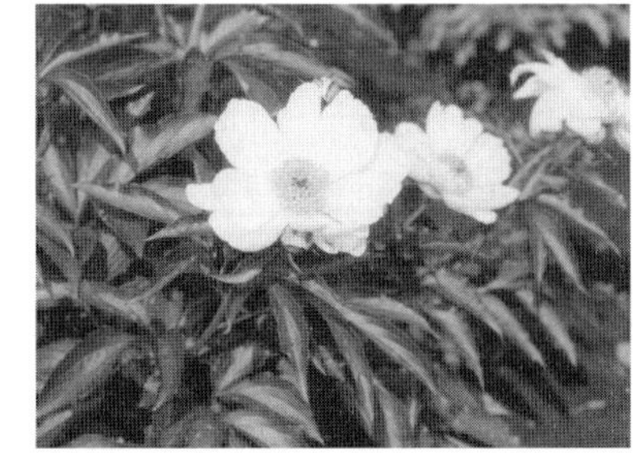

■ **그림 3-3.** 작약

속되었다. 3월 20일부터 당귀작약산 7.5 g을 복용하기 시작했다. 1주일 정도 투여하였으나 효과가 나타나지 않아 당귀작약산 복용을 중지하였다. 3월 27일부터 티오리다진(thioridazine) 10 mg을 사용하였고, 4월 3일부터 혼잣말은 약간 줄었다.

그러나, 4월 중순에는 티오리다진의 부작용으로 의심되는 기면상태(drowsiness)가 일어나고 식사를 충분히 하지 못하게 되어 4월 14일에 티오리다진 복용을 중지하였다. 그 후 활기를 되찾았으나 야간 불온(不穩, 역자 주 : 불안과 함께 초조/흥분(agitation)하는 불안정한 상태), 동요, 혼란한 행동, 혼잣말을 하는 증상이 재발하여 티아프리드(tiapridc, 뉴리달정) 1일 50 mg을 아침, 저녁으로 나누어 투여하였다.

그러나 이전보다 증상이 심해져 피해망상도 나타나서 티아프리드를 중지하였다. 그 후 피모자이드(pimozide, 피모짓정) 1 mg을 사용해보았으나 졸림 증상이 나타나 5월 8일에 중지하였다. 그 대신에 세티프틸린(setiptiline, 테소론정) 1 mg을 처방하였다. 그러나 5월 11일 식사를 하지 못하게 되어 세티프틸린도 중지하였다. 다시 5월 14일쯤부터 큰 소리를 치거나 혼잣말 하는 증상이 심해졌다. 탈의행위나 불안정한 증상도 보였다.

5월 15일부터 당귀작약산을 아침에 2.5 g만 투여하기로 했다. 그 후 표정도 온화해졌으며 부작용도 보이지 않았다. 102세의 고령자에겐 당귀작약산 7.5 g도 과할지 모른다는 생각이 들었다.

● 증례 4 : 64세 여성

X년 9월 17일부터 10월 22일까지 모 정신병원에 입원했다. 병명은 단기 반응성 정신병(brief reactive psychsis)이었다. 퇴원하고 6개월간 통원하며 컨디션이 좋아져 약 복용은 중지하였다.

그 후로도 몸상태는 좋았으나 가끔 일시적으로 나빠질 때가 있었다. 종종 혈압이 높은 것 같다는 호소와 함께 밤에 잠들 수가 없었다. 침구치료를 받으며 관리하였고 그 후로도 주부로서 가사일를 하며 문제는 없었다.

X+7년 11월 9일 : 외래진료. 10일 전부터 안 좋아졌다고 이야기하였다. 처음에는 감기에 걸렸다고 말하며 힘이 없는 듯 했다. 가냘픈 목소리를 내며 피곤하다는 이야기를 했고 식욕도 줄었다. 그러나 요리, 가사 등 주부로서의 역할은 다 하고 있었다. 불면증 탓에 부족한 잠을 자겠다며 2, 3일 친정에 다녀온 뒤로 증상이 악화되었다. 혈압이 높은 것 같다고 말하면서도 병원에는 가지 않고 식사도 안하며 밤에 잠들지 않았다. '죽고싶다'고 말하며, 머리에 무언가가 들린다고 하였다. '텔레파시로 명령한다', '집이 폭발할 것 같다'는 이야기였다.

그러다 외래 진료를 받은 11월 9일 오전 2시에 남편이 일을 마치고 귀가하자, 칼을 목에 대고 고개를 숙이고 있었다. 손목과 목에 상처가 있었으나 피는 나지 않았다. 결국 11월 9일부터 12월 16일까지 입원했다. 약 1주일만에 증상은 급속도로 호전되었으며, 오히려 조증 같았다고 한다. 12월 16일에 퇴원하였다. 그 후 통원치료를 계속하였고 고혈압이 있어 가끔 혈압 상승 소견이 보였다.

X + 9년 11월 7일 두부 CT에서 우측 조가비핵(putamen)에 small low density area가 보이고 뇌경색 진단을 받았다. 그렇지만 본인 스스로의 자각증상도 신경증상도 없었다. 그 후로도 통원하였지만 신체적 증상을 주로 호소했으며, 우울한 모습은 전혀 보이지 않고 언제나 큰 소리로 밝게 이야기를 하는 등의 상태가 계속되었다.

X+13년 1월 11일 : 외래에서 큰 소리로 떠들썩하게 이야기를 하고, 주치의의 지시에 따라 매일 20분씩 걸을 것을 약속하였다. 혈압은 152–90 mmHg.

처방 : (1) 에틸로플라제페이트(빅손정) 2 mg 1×저녁식사 후

(2) 베게타민B(염산클로르프로마진정 12.5 mg,
염산프로메타진 12.5 mg, 페노바비탈 30 mg의 배합약)
1정×취침 전

1월 25일 : 매일 25분씩 천천히 걷는다고 말하였다. 몸이 가벼워졌다. 혈압은

126-80 mmHg이다.

처방 : 전과 동일.

2월 22일 : 환자의 진술에 따르면, '남편이 자신을 병원에 입원시키려고 하고 남편에게 여자가 있어 자신과 이혼하려고 한다고 한다. 사주팔자를 보러간 곳에서 이 남자(남편)에게는 희망을 가지지 말라고 했다고 하며 남편의 여자는 40세 정도라서 자신이 이길 수가 없다고 하였다. 지금까지 이러한 이야기를 입 밖으로 낸 적이 없다'고 말했다. (이상의 진술에 대해 사실 여부를 확인할 방법은 없다)

3월 8일 : 남편은 자신을 혼란스럽게 만드는 못된 행동을 하고 있으며 남편과의 관계가 점점 나빠지고 있다고 했다. 혈압은 126-78 mmHg. 매일 걷기 운동을 하고 있다.

3월 22일 : 몸상태는 좋다. 남편이 자신의 팬티에 무언가 묻힌다. 자신을 혼란스럽게 만든다고 한다. 이러한 망상에 대해 호소하지만, 정작 본인은 밝고 큰 소리로 이야기를 하며 전혀 심각하게 여기지 않는다.

처방 : (1) 동일

(2) 염산플로로피파미드(프로피탄) 50 mg 1×취침 전

4월 5일 : 남편이 팬티에 주스를 묻혀 여자와 관계하고 있는 것처럼 보이게 한다. 잠이 들기 쉽지 않으나 잠들면 푹 잘 수 있다. 40년 동안 남편에 대해 참아왔다는 등의 이야기를 했다. 혈압은 124-72 mmHg.

처방 : (1) 동일

(2) 피모자이드 2 mg 1×취침 전

4월 19일 : 염산플로로피파미드(floropipamide hydrochloride)가 피모자이드(pimozide)보다 안정이 되고, 기분도 나아진다고 한다. 이번 약은 복용하면 달려나갈

듯이 가만히 못 있을 것 같은 기분이었다고 한다. (정좌불능증(akathisia)) 혈압은 150-86 mmHg.

처방 : (1) 동일

(2) 염산플로로피파미드 50 mg 1×취침 전

4월 26일 : 염산플로로피파미드로 다시 바꿔줘서 안정된다고 한다. 지금까지 복용한 약 중에서는 그 전의 약(베게타민B)이 더 좋다고 한다. 혈압은 132-78 mmHg.

처방 : 전과 동일

5월 17일 : 9시 반쯤 취침. 오전 3시쯤 화장실에 간 이후로 잠에 들지 못함. 30분 정도 지난 후 잠들어 8시쯤까지 취침.

처방 : 이번부터 당귀작약산을 사용

(1) 에틸로플라제페이트 2 mg 1×저녁식사 후

(2) 당귀작약산 7.5 g 3×매 식사 전

이전까지 사용했던 염산플로로피파미드를 중지하고 그 대신에 당귀작약산을 1일 3회 복용.

5월 31일 : 당귀작약산을 복용하기 시작한지 2-3일 후 수면상태가 개선되기 시작했다. 9시반 정도에 빨리 잠들었다. 새벽 3시쯤 화장실에 가지만 갔다온 뒤 바로 잠들었다. 아침 6시에 일어났음에도 가볍게 눈이 떠졌다.

혈압 136-88 mmHg.

처방 : (1) 에틸로플라제페이트 2 mg 1×저녁식사 후

(2) 당귀작약산 5.0 g 2×점심식사, 저녁식사 전

잠들기까지 걸리는 시간은 40분에서 5분으로 단축되었다. 여전히 밤중에 한번씩 눈이 떠진다. 눈을 떴을 때 기분이 나빴던 것이 많이 좋아졌다. 얕은 수면에서 좀 더

깊게 숙면할 수 있게 되었다고 한다.

● 증례 5 : 77세 남성

X년 11월 24일 : 초진(당시 63세). 그 해 9월 하순부터 오른쪽 어깨가 아프기 시작했다. 침을 맞아보았지만 호전되지 않았다. 올해 밀감 농사 상황이 좋지 않아 걱정이 많았다. 10월 중순부터 불면증이 생기고 어찌할 줄 모르는 듯한 모습이 보였다. TV도 보지 않고 신문도 읽지 않게 되었다. 하루 종일 후회되는 일을 생각하며 읊었다. 또한 의욕이나 흥미가 저하, 매사에 지나치게 걱정하고 수면장애가 있었다. 퇴행기 우울증(involutions melancholie, 역자 주 : 초로기 우울증(presenile depression)이라고도 한다, 여성은 갱년기 우울증)으로 진단받아 설피리드(sulpiride), 아미트립틸린(amitriptyline), 니트라제팜(nitrazepam) 등으로 치료받았다. 이후 10년간 항우울제, 항불안제, 수면제, 베게타민A, B 등을 사용하였다. X+14년이 지난 후의 경과는 다음과 같다.

1월 11일 : 이 날에도 주 1회 정도 수면상태가 나쁜 이유로 약을 증량하기를 희망했다.

| 처방 : | | | |
|---|---|---|---|
| (1) | 애니라세탐 | 600 mg | 3×매식 후 |
| (2) | 세팁틸린 | 2 mg | |
| | 에틸로플라제페이트 | 2 mg | 1×저녁식사 후 |
| (3) | 플루니트라제팜 | 2 mg | |
| | 브로티졸람 | 0.5 mg | |
| | 세팁틸린 | 1 mg | 1×취침 전 |

1월 25일 : 여전히 수면상태가 나쁘고 2주 동안 4일을 밤에 잠들지 못했다. 2일 동안은 잠을 완전히 못 자고 나머지 2일은 꿈뻑꿈뻑 졸았다고 한다.

| 처방 : | | |
|---|---|---|
| (1) | 전과 동일 | |
| (2) | 아미트립틸린 | 25 mg |

| | | | |
|---|---|---|---|
| | 에틸로플라제페이트 | 2 mg | 1×저녁식사 후 |
| (3) | 플루니트라제팜 | 2 mg | |
| | 브로티졸람 | 0.5 mg | |
| | 세팁틸린 | 2 mg | 1×취침 전 |

2월 8일 : 이른 시간에 잠자리에 눕지만 12시쯤까지 못 잔다. 6시 반에 일어났다. 그 사이에 1번 화장실에 다녀왔다. 오늘부터 이전의 처방에 추가하여 당귀작약산을 복용하기 시작했다.

2월 22일 : 2월8일부터 당귀작약산을 복용하기 시작한 후 비교적 곧 바로 잠들 수 있게 되었다. 본인은 한약을 복용 한 후로 급격히 좋아졌다고 한다. 지금까지 잠들 때까지 누운후 2시간 반 정도 걸렸었지만 지금은 눕고나서 30분 정도로 잠들 수 있다. 9시 반에 잠자리에 누워, 10시쯤에 잠이 들고 아침 6시 반쯤 깬다. 그 사이에 화장실은 한 번 간다. 당귀작약산을 복용하기 전에는 9시 반에 잠자리에 누워도 1시경까지 잠들지 못했으나 복용하기 시작한 날부터는 30분 이내로 잠들 수 있게 되어 본인도 놀라고 있다.

3월 22일 : 지금이 가장 좋은 상태라고 한다. 30분 이내로 잠들고, 아침에 일어날 때 개운하다고 한다. 화장실에 1번 가지만 금방 다시 잠든다. 기상 시각은 6시 반쯤이다.

이후로 종래에 사용하던 약물의 용량을 줄여가기로 했다. 경과는 다음과 같다.

| | | |
|---|---|---|
| 3월 22일 : 에틸로플라제페이트 | 2 mg → 1 mg | |
| 4월 19일 : 브로티졸람 | 0.5 mg → 0.25 mg | |
| 5월 17일 : 세팁틸린 | 2 mg → 1 mg | |
| 6월 28일 : 브로티졸람 | 0.25 mg → 중지 | |
| 6월 28일 : 이 날 처방은 | | |
| (1) 애니라세탐 | 600 mg | 3×매 식사 후 |

| | | |
|---|---|---|
| (2) 아미트립틸린 | 25 mg | |
| 에틸로플라제페이트 | 1 mg | 1×저녁식사 후 |
| (3) 플루니트라제팜 | 2 mg | |
| 세팁틸린 | 1 mg | 1×취침 전 |
| (4) 당귀작약산 | 7.5 g | 3×매 식사 후 |

이상과 같이 복용하던 약을 감량했는데도 수면상태가 좋게 유지되고 있어서 앞으로도 서서히 약을 줄여갈 예정이다. 추후에는 세팁틸린(setiptiline maleate), 에틸로플라제페이트(ethyl loflazepate, 빅손정, 빅탄정), 아미트립틸린(amitriptyline, 에트라빌, 에나폰), 플루니트라제팜(flunitrazepam, 루나팜, 라제팜정)을 빼는 것도 가능할 것으로 예상된다. 낮에는 산림 관련 일을 충실히 잘 하고 있다. 밤중 중도각성은 전혀 없었다. 외래 간호부장의 관찰에 의하면, 예전에는 환자대기실에서 대기하는 중에도 졸았었지만 최근 1개월은 그러한 증상이 보이지 않았다고 한다(6월 28일). 낮의 각성 상태도 좋아졌다고 파악된다.

● 증례 6 : 85세 남성

X년 4월 12일 : 초진.

작년 12월까지는 밭일을 도와줬었지만 올해부터 밖으로 나가고 싶어하지 않는 듯했다. 3월부터 양쪽 다리가 차갑다고 하여 국공립병원에서 진료를 받았다. 고령으로 인해 혈액순환이 잘 되지 않기 때문이라는 말을 듣고 현재 약을 복용하고 있다. 4월 들어서부터 잠을 들지 못한다고 호소하며, 고타츠(역자 주 : 일본식 난방용 탁자)에 들어가 앉아서 생각하고 있는 모습이 많았다. 눈매가 올라가서 화난 듯한 얼굴이 되고, 식사량은 예전에 비해 반 정도로 줄었으며, 잠을 자도 숙면하는 느낌없이 꿈을 자주 꾼다.

이런 상태가 되기 전에 3개월 동안 친구 3명이 사망하였고, 가장 사이가 좋았던 친구도 작년 9월에 사망하였다.

내과의원에서 위궤양, 동맥경화로 치료중이나 불안감, 불면증이 있어, 본 병원을 소개받아 내원하였다.

환자는 스스로 사서 고생을 하는 편이다. 농업의 미래 등을 걱정한다. 수면제를 먹어도 3, 4시간 밖에 못 잔다. 이전에는 일기를 썼지만 3월 말부터는 안 쓰고 있다. 변비가 있다.

처방 : (1) 탄도스피론(세디엘정) 15 mg 3×매 식사 후
(2) 브로티졸람(렌돌민정) 0.25 mg
세팁틸린 2 mg 1×취침 전

4월 19일 : 어제부터 상태가 조금은 좋아졌다. 밖에서 걸을 수 있게 되고 조금씩 가족 이야기도 한다. 밤에는 잘 잔다. 또한 조금씩 웃는 얼굴을 볼 수 있게 되었다.

처방 : 동일

5월 2일 :

처방 : (1) 탄도스피론(세디엘정) 30 mg 3×매 식사 후
(2) 브로티졸람(렌돌민정) 0.25 mg
세팁틸린(테시풀정) 3 mg 1×취침 전

5월 17일 : 잠을 자도 숙면한 느낌이 없다. 수면상태가 나쁘다. 하지만 다른 한편으로는 기운이 나서 과하게 일할 정도라고 한다. 그리고 다시 피곤해한다. 아직도 사서 고생하는 습관이 있다. 자세나 모습이 많이 좋아졌다.

처방 : (1) 탄도스피론(세디엘정) 20 mg 2×아침, 저녁
(2) 브로티졸람(렌돌민정) 0.25 mg
세팁틸린(테시풀정) 3 mg 1×취침 전
(3) 당귀작약산 7.5 g 3×매 식사 후

5월 31일 : 어제 노인회의 데이케어 서비스에서 노래를 불렀다. 10일쯤 전부터

노래를 잘 할 수 있을 것 같은 기분이었다고 한다. 며칠간 웃는 얼굴을 보이며 자기 스스로 80-85% 좋아졌다고 평가했다. 수면은 5시간 정도 잔다. 조금씩 기억이 돌아왔다. 사서 고민하며 고생하는 일이 없어지고 자세도 좋아졌다. 일하고 싶은 마음이 들었다. 식욕은 5월부터 좋아졌다. 그만두었던 일기를 5월 17일부터 다시 쓰기 시작했다. 기억이 감퇴되어 글자도 잊어버렸었다는 것을 깨달았다. 웃는 얼굴이 보인다. 본인은 한약 덕분에 잘 수 있게 되었다고 말한다.

| 처방 : | (1) | 플루복사민(루복스정) | 50 mg | |
|---|---|---|---|---|
| | | 탄도스피론(세디엘정) | 20 mg | 2×아침, 저녁 |
| | (2) | 브로티졸람(렌돌민정) | 0.25 mg | |
| | | 세팁틸린(테시풀정) | 3 mg | 1×취침 전 |
| | (3) | 당귀작약산 | 7.5 g | 3×매 식사 후 |

6월 14일 : 기억이 회복되고 있다고 한다. 다시 노래부르고 싶은 기분이 들고 잊어버렸던 가사도 자연스럽게 생각난다고 한다. 그러나 자발적으로 말하는 것은 아직 미흡하다고 딸이 보고하였다.

신체적인 질환과 불면증, 불안, 우울 증상이 있었지만, 항불안제와 항우울제, 수면제와 당귀작약산으로 비교적 빠르게 개선되고 있다. 기억이 돌아왔다는 본인의 평가를 주목할 만하다.

● 증례 7 : 85세 남성

X년 3월 하순부터 폭언, 폭력이 밤에 시작되었다. 혼잣말도 했고 밤에 더 심하지만 낮에도 가끔씩 하였다. 4월 7일부터 염산티아프리드(tiapride HCl, 뉴리달정) 25 mg으로 시작해서 4월 14일부터는 50 mg으로 증량하고, 수면제로 조피클론(이모반정) 7.5 mg을 처방하였다. 4월 21일 증상이 나아지지 않아 당귀작약산 7.5 g을 추가하였다. 4일 후부터 수면이 좋아지고, 밤에 큰 소리 내는 것도 거의 사라졌으며 낮에 소리 치는 증상도 없어졌다.

● 증례 8 : 75세 여성

X년에 장녀가 사망했다. 그 후로 장녀가 종종 꿈에 나와서 잠을 자기 힘들어졌는데 수면제는 복용하고 있지 않다. X+4년 4월 24일부터 당귀작약산을 1일 7.5 g 매 식사 전에 복용하기 시작했다. 복용하기 시작한지 7일 뒤부터 점점 잠드는 것이 개선되었다. 총 수면시간에는 변화가 없었지만 잠자리에 들고나서 잠이 들기까지 30분 정도 걸리던 시간이 20분 이내로 단축되어 비교적 더 깊게 숙면할 수 있게 되었다.

당귀작약산을 복용하기 시작한지 2, 3일 후 위장이 조금 안 좋은 듯한 느낌이 들었지만 그 뒤로 적응을 한 후 그러한 느낌은 없어졌다. 1주일 후부터 수면의 질이 좋아졌다.

### 당귀작약산의 작용기전에 대한 고찰

불면증 환자 중에는 수면제를 복용해도 만족스러운 수면을 하지 못하는 사람들이 있다. 수면제를 증량하면 약의 효과로 인해 하루종일 정신기능이 저하되고, 특히 고령자에서는 인지기능과 운동기능 장애가 발생하기 쉽다. 저자는 고령자에게 당귀작약산을 처방한 경험으로부터 당귀작약산이 수면에 미치는 영향에 관심을 가지고 있었다.

24명의 불면증 환자를 대상으로 당귀작약산을 처방한 결과 14명(58.3%)에게 효과가 있었다. 당귀작약산이 효과가 있었던 증례 중 이 책에서 언급했던 <증례 1>은 정신생리학적 요인에 의한 불면증으로 보이며, 과거에 반응성정신병으로 진단받았으나 정신병 상태는 비교적 빠르게 사라졌다. 그 후로 끊임없이 가정내에 문제가 있었던 것이 스트레스가 되어 불면증이 계속된 것이다. 반응성 정신병으로 진단받았을 당시의 상태를 저자는 모르지만, 경과로 봐서 아마 심인성 반응이라고 해도 될 것이다. 현재 상황으로 보면 정신생리적 요인 혹은 신경성이라고 할 수 있다.

<증례 4>의 64세 여성은 이미 반응성 정신병으로 진단받았고, 우울망상(depressive delusion)이 있는 것으로 보여졌다. 그러나 빠르게 호전되어 현재는 남편에 대한 질투망상(delusion of infidelity)은 있지만, 이를 심각하게 받아들이고 있지 않고 우울

증은 전혀 생각하지도 못하고 있다. 환자는 오히려 큰 소리로 밝게 이야기한다. 하지만 질투망상이 있는 것은 확실하다. 또한, X+9년 11월 두부 CT에서 우측 피각에 진구성 뇌경색(old infarction)이 보여지나 경과 전체를 보면 망상장애로 진단받고 일과성 우울증상을 보인 증례이다. 14년전에는 갱년기 우울증을 진단받았으며, 그 후 계속해서 통원하고 있지만 주로 우울 증상이 아닌 수면장애를 호소한다.

기타 증례에서도 항불안제, 항우울제, 수면제를 각각 감량할 수 있었다. 당귀작약산은 한약 중 불면증 개선 효능이 있기는 하지만, 불면증 그 자체에 대한 치료제만으로는 여겨지지 않는다.

그럼에도 불구하고, 제시한 증례들에서 나타났듯이 종래의 수면제를 대체할 수 있을 정도의 수면 개선작용을 보였다. 이 작용기전을 어떻게 생각하면 좋을 것인가. 옛날부터 당귀작약산은 주로 산부인과 영역에서 사용되었지만, 증례 중에는 남성도 포함되어 있다는 사실로도 알 수 있듯이 여성에게만 효과가 있는 것이 아니다. 최근 들어 동물을 대상으로 당귀작약산의 중추신경 작용에 대해 검토하기 시작하였다. 실험적으로 만들어진 인지기능장애 모델에서 당귀작약산은 뇌내 니코틴성 아세틸콜린 수용체(nicotinic acetylcholine receptor, nAChR)의 수를 증가시키고 노르아드레날린의 양을 증가시켜 인지기능을 개선하는 것으로 보인다.

요시다(吉田)[27]는 당귀작약산이 늙은 쥐의 콜린아세틸트랜스퍼라제(cholineacetyltransferas, ChAT)의 기능을 회복시킨다는 점에서 알츠하이머형 치매환자의 뇌의 저하된 ChAT의 회복에도 적용할 수 있는 가능성을 제시하였다.

하기노(萩野)[3-5]는 당귀작약산이 니코틴성 아세틸콜린 수용체(nAChR)의 기능을 활성화하고 뇌내 도파민과 노르아드레날린의 합성을 촉진하시킨다고 보고하였다. 당귀작약산의 작용에 대해서 후지와라(藤原)[2], 히라마쓰(平松)[6]도 보고하였다.

이상과 같은 당귀작약산의 뇌내 작용기전을 참고할 때, 당귀작약산에 반응하여 개선되는 수면장애는 벤조디아제핀계 수면제에 반응하여 개선되는 수면장애와는 다른 것일지도 모른다. 이 부분은 당귀작약산의 뇌내 작용기전에 대해 앞으로의 연구에서 밝혀지길 기대한다. 수면과 신경전달물질에 관한 최근 견해에 의하면, REM수면에서 아세틸콜린 뉴런이 상당히 결정적인 역할을 한다는 것이 밝혀졌으며 5-HT, NA 등의 모노아민은 이것을 보조한다고 여겨진다. 당귀작약산의 아세틸콜린 수용체에 대한 작용을 생각해보면, 당귀작약산의 수면 개선작용은 주목할 만한 사실이다.

당귀작약산은 일반 수면제와 다르게 거의 부작용을 보이지 않는다는 점과, 그리고 가장 중요한 것은 습관성, 의존성이 없다는 것이다. 이러한 특성에 대해 문헌적으로 조사를 해보았으나 경험적으로 의존성이 의심되는 사례가 보고되지 않았다는 것일 뿐, 그 이상으로는 밝혀지지 않았다. 특히 앞으로 고령자의 수면장애가 증가할 것이라는 점을 생각한다면, 당귀작약산의 수면 개선작용이 어떠한 수면장애를 대상으로 나타날 수 있을 것인가를 밝혀내는 것은 중요한 연구과제이다.

### 2) 가미귀비탕(加味歸脾湯)

최근에는 가미귀비탕이 우울증이나 불안장애에 사용되는 연구가 진행되고 있다. 자각적으로 아무 이유 없이 우울해지고 별 거 아닌 일을 걱정한다거나, 불면증, 권태감, 피로 등의 증상을 동반할 때 사용하기 좋다. 그리고 허약한 체질로 혈색이 안 좋은 허증 환자의 빈혈, 불면증, 불안감이 있을 때 좋다고 한다. 정신과 영역에서 불면증에 가미귀비탕을 사용한 연구 결과에 의하면[19], 전반적 효과에서 '개선' 이상이 62.6%, '약간 개선' 이상이 78.9%로 상당히 좋은 성적을 보였다. 가미귀비탕은 수면제 (벤조디아제핀계 유도체)에 비하면 부작용 면에서 지극히 안정성이 높은 약이라는 것이 명백하다. 특히 푹 잘잔 숙면한 느낌을 주고, 중도각성 증상에 가장 높은 효과를 보인다. 따라서 중도각성이 많이 나타나는 우울증이나 노인성 불면증에 활용하여 효과를 볼 수 있다. 또한, 사소한 것을 걱정하는 노인의 불면증에 좋다고 한다.

● 증례 9 : 86세 남성

X년 1월 8일 : 초진. 그 전까지 고혈압성 심장병, 만성경막하혈종, 우울증 증상 등으로 외래 통원하던 중 이 날은 불면증으로 진료 받음. 21시반 쯤 잠자리에 눕지만 2시쯤 잠이 든다. 6시반 쯤 눈을 뜨고 8시반 쯤까지 존다. 아침에는 식욕이 없다. 손발

이 차갑다. 방석, 전기담요 등을 겹쳐서 잔다. 수면제를 증량하면 어지럼증으로 휘청거리기 때문에 수면제를 증량은 할 수 없다. 본인의 보고에 의하면 2-3시간 정도 잔다고 한다.

| 처방 : | (1) | 브로티졸람(렌돌민정) | 0.25 mg | |
|---|---|---|---|---|
| | | 아미트립틸린(상품명 : tryptanol) | 10 mg | 1×취침 전 |
| | (2) | 당귀작약산 | 7.5 g | 3×매 식사 후 |

1월 22일 : 2시쯤 잠이 들어서 7시 넘어서 기상. 4-5시간 수면. 그 사이에 화장실에 2회 감. 3시에 눈을 뜸. 한약 덕분이라고 말하며 처음으로 수면상태가 좋아졌다고 한다. 예전 약으로는 금방 눈을 떴었는데 좀 더 잘 수 있게 됐다고 감사의 인사를 했다.

| 처방 : | (1) | 브로티졸람(렌돌민) | 0.25mg | |
|---|---|---|---|---|
| | | 아미트립틸린(tryptanol) | 10 mg | 1×취침 전 |
| | (2) | 가미귀비탕 | 7.5 g | 3×매 식사 후 |

2월 5일 : 전보다 한 시간 더 자게 되었다. "다시 태어난 것 같습니다"고 말하며 환자 본인은 한약 중에 나중에 처방받은 가미귀비탕이 더 잘 맞는다고 하고 한약은 잊지 않고 복용하도록 신경쓰고 있다고 한다. 1시반 쯤 잠이 들어서 6시에 눈을 뜨고 6시반에 기상한다. 5시간 정도 잔다. 도중에 3시쯤 한번 눈이 떠진다. 대략 5년 전부터 잠들지 못해 고통스러웠는데, 5년 중 지금이 가장 만족스럽다고 한다.

◎ 수면제, 항우울제에 가미귀비탕을 추가하여 5시간 정도 잘 수 있게 되었고, 그것만으로도 "다시 태어난 것 같습니다"라며 기뻐한다. 가미귀비탕은 체질이 허약하고 혈색이 나쁜 사람의 불면증에 좋다고 여겨진다. 과연 5시간의 수면으로 건강상태가 괜찮은지 의심스럽지만 환자 본인은 만족해한다. 86세라는 연령으로는 수면제나 항우울제도 소량 복용이 아니라면 부작용이 나타나기 쉽다. 한약은 이럴 때 복용하면 매우 도움이 된다.

● 증례 10 : 73세 여성

십 수년 전 남편과 사별한 이후 독거 생활. 밤에 잠에 들지 못하고 잘 못자는 날이 계속되어 왔다. 근처 내과에서 항우울제, 수면제(벤조디아제핀 계열)를 처방받았으나 약을 먹으면 낮에도 졸림, 어지럼증이 심해 스스로 복용을 중지하였다. 신장 150 cm, 체중 42 kg.

체력이 약하고 마른 편이며 위장허약, 식욕부진 등의 증상이 있고 우울한 기분, 비애(悲哀)감 등을 동반한다.

외래로 가미귀비탕(7.5 g/일, 식전 3회 복용)을 처방했다. 1-2주 후에는 우울한 기분, 식욕부진, 불면증 등이 증상이 서서히 개선되었다.

지금까지 몇 년 동안 특별히 악화된 조짐은 없다. 한약을 복용하고 있으면 잠을 잘 잘 수 있고 일상생활도 문제 없이 한다.

◎ 이 증례는 우울감을 동반하는 불면증인데, 항우울제, 수면제로도 잠들지 못했던 환자가 가미귀비탕으로 잠들 수 있게된 증례이다.

### 3) 가미소요산(加味逍遙散)

● 증례 11 : 70세 여성

X년 4월 2일 모 병원에서 불면증으로 소개받았다. 수 년 전부터 근처 의원에서 수면제를 받고 있었으나 약효가 있을 때도 있고 없을 때도 있다고 한다. '이대로 평생 약을 계속 먹어야 하는 것인가. 죽으면 모든 것이 편해지지 않을까'하는 생각을 할 때가 있고 류마티즘을 앓고 있으며 췌장도 안 좋아 치료를 받고 있다. 잠만 잘 잘수만 있다면 모든 것이 전부 해결될 것이라 생각하고 있다. 불면 증상에 대한 집착이 강하다.

X-1년 11월 갑상선 수술을 하고 12월에 만성 췌장염, 류마티즘 진단을 받았다.

그 후 항상 수면이 충분하지 못해 여러 가지 문제로 고통을 호소하고 있다.

X+1년 4월 2일부터 담당하여 치료를 시작했다.

처방 : (1) 가미소요산 7.5 g 3×매 식사 후

(2) 플루니트라제팜(상품명 : 로히프놀) 2 mg
베게타민B(염산클로르프로마진정 12.5 mg,
염산프로메타진 12.5 mg, 페노바비탈 30 mg의 배합약) 1정
에티졸람 (데파스) 1 mg
에틸로플라제페이트(메이락스) 1 mg
브로티졸람(렌돌민) 0.25 mg 1×취침 전

베게타민B(vegetamin B) 외의 약은 그 때까지 치료에 쓰였던 것이므로 그대로 사용하면서 가미소요산만 새로 추가하였다. 급하게 처방을 변경하지 않는 편이 좋다고 생각했다.

4월 16일 : 조금은 좋아진 것 같다고 한다. 류마티즘 통증은 있다. 그러나 수면시간은 4시간 정도이다.

4월 25일 : 매우 기분이 좋았다. 아침에 개운하고, 잠자리도 좋다. 밤중에 1번 정도 깬다.

처방 : (1) 가미소요산 7.5 g 3×매 식사 후
(2) 플루니트라제팜(로히프놀) 2 mg
베게타민B 1정
에티졸람(데파스) 1 mg
브로티졸람(렌돌민) 0.25 mg 1×취침 전

X+2년 1월 이후엔 다음과 같은 처방을 하여 안정되었다.

처방 : (1) 탄도스피론(세디엘) 30 mg 3×매 식사 후
(2) 파로세틴(팍실) 20 mg 3×매 식사 후
(3) 플루니트라제팜 2 mg
조피클론(이모반) 7.5 mg
트라조돈(레슬린) 25 mg 1×취침 전

◎ 이 환자는 11년간 각종 약을 복용해도 만족할 만한 수면을 취하지 못했으나 가미소요산을 추가 복용하고 이 후 탄도스피론(상품명 : 세디엘)을 추가하자 5일 후부터 확연하게 수면의 질이 개선되어, 본인 표현으로는 '이게 꿈인가' 싶었다고 한다. 취침 전에 약을 복용하는 것이 마음에 걸리지만, 시간을 들여 서서히 복용 약물을 정리해갈 필요가 있다. 이 증례는 신체질환, 특히 류마티즘이 있는 환자를 예로 들었다. 류마티즘이 있는 환자는 치료 저항성 불면증이 발생하기 쉽기 때문에 많은 종류의 약을 병용하게 되는 경우가 많다. 그에 따른 환자들의 고충을 잘 들으면서 약물을 조절할 필요가 있다. 류마티즘 환자는 만성적인 신체통증 때문에 우울감을 느끼는 일이 많아서 세디엘 및 SSRI, 기타 항우울제의 사용을 생각해 봐야 한다. 이처럼 신체적인 증상으로 만성 불면증이 있을 때는 수면제뿐만 아니라 세디엘 혹은 SSRI와 기타 항우울제, 한약의 사용까지 고려해 보는 것이 좋다.

### 4) 억간산(抑肝散)

● 증례 12 : 30세 여성

3개월 전에 지방으로 이사를 했다. 이사 2개월 후부터 새로운 생활에 적응하지 못한 것 등으로 인해서 불면증(입면장애와 숙면한 느낌이 없음)과 심한 초조감이 생기게 되었다. 초조함, 복직근 긴장, 가벼운 흉협고만 등을 치료하기 위해 억간산으로 치료를 시작했다. 또한, 불면증의 PRN약(Pro Re Nata, 필요할 때마다)으로 레보메프로마진(levomepromazine, 티세르신정) 5 mg을 처방하였다. 치료 개시 후, 잠시동안 레보메프로마진을 연일 복용하여 숙면을 취했으나, 점차 레보메프로마진의 복용 빈도가 낮아져 치료 개시 4주 후에는 억간산 복용만으로도 잠들 수 있게 되었다.

◎ 심리적 요인(이사 후 스트레스)에 의한 불면증 치료에 억간산이 효과가 있었던 증례이다. 레보메프로마진은 흥분해서 잠을 못자는 경우에 효과가 있는 경우가 많다. 또한, 벤조디아제핀계 최면진정제에 비해 의존성과 내성이 잘 생기지 않아 장기적으로 투여해야 할 때 사용하기 용이하다.[26)]

### 5) 황련해독탕

● 증례 13 : 69세 여성

X년 10월 13일 초진. 젊었을 때부터 잠이 잘 오는 편은 아니었다. 약 10년 전부터 쉽게 잠들지 못하는 것이 신경이 쓰이기 시작했다. 밤중에 3-4번 깨서 화장실에 간다. 집 근처 의사로부터 수면제를 받아서 복용하고 있으나 별로 효과가 없다. 건망증이 생긴 것 같다고 스스로 의식을 하고 있다. 남편과 둘이서 여행 가서 방문한 관광명소 등을 잊이버려 답답하고 서러운 생각이 든다. 또, 물건을 어디 놓았는지 까먹을 때가 있다. 일상 생활에 지장은 없지만 신경이 쓰인다. 최근에는 어떤 것을 떠올리고 싶을 때 잘 떠오르지 않아서 머리에 열이 확 오르는 것처럼 짜증이 날 때가 있고 가끔씩은 후두부에 통증이 있다고 한다. 등 전체에 소양증(가려움)이 있다.

현재 수면상태는, 23시에 취침하여 잠이 들 때까지 30-50분이 걸리며, 그 후에도 1시간 간격으로 깨고, 좋을 때는 3시간 간격으로 눈이 떠진다. 꿈은 꾸지만 내용은 기억하지 못한다. 잠이 얕고 수면시간은 5시간 정도라고 한다. 하지만 낮잠을 2시간 정도 잔다고 한다.

체중은 56 kg. 신장은 152 cm로 체격이 좋은 편이다. 성격은 활발하다.

뇌파는 저진폭으로 α파가 후두부에 약간 나타나는 정도이다. 근전도가 뒤섞인 것으로 보이고 긴장도가 높다.

혈액검사 소견으로는 LDH, ZTT(역자 주 : 황산아연혼탁도시험(zinc sulfate turbidity test))가 정상범위보다 약간 높을 뿐, 그 밖의 이상은 보이지 않았다.

심전도는 경도의 ST-T 이상(ST-T change)이 의심된다. SDS(Self-rating Depression Scale)는 35로 우울증상이 명확하다고는 할 수 없다. 현재 복용 중인 약은 리포바스(lipovas, 성분명 : 심바스타틴), 그란닥신(grandaxin, 성분명 : 토피소팜), 우루사(성분명 : 우르소데옥시콜산(UDCA)) 등이다. 기타 위장약과 포폰S(종합비타민)를 복용하고 있다.

처방 : 당귀작약산　　7.5 g　　3×매 식사 전

10월 27일 : 수면상태는 전혀 변함이 없다고 한다. 위가 거북하다. 이 날 남편이 이야기한 바로는 5-6년 전부터 부인이 코를 골기 시작했는데 코를 골고 있다는 것을 이야기하면 신경쓰일까봐 말하지 않았다고 말하였다. 하지만 호흡이 멈추는 경우는 없었다고 한다. 고혈압이 있고 이 날은 158-80 mmHg 였다. 목 윗부분이 아플 때가 있다고 한다. 부인에게 황련해독탕의 효능과 효과를 설명했더니, 자신의 증상과 꼭 맞는다며 복용에 동의하였다.

처방 : 황련해독탕 7.5 g 3×매 식사 전

11월 10일 : 기분이 상쾌해지고 피로가 풀렸다고 한다. 수면 중간에 깨는 일(중도각성)이 평균 4번에서 2회로 줄었다. 22-23시에 취침해서 잠들기 까지 30분 걸린다. 5시에 깬다. 7시간 정도 숙면을 취한다. 꿈은 가끔 꾸지만 내용은 기억이 나지 않는다. 낮잠은 2시간 잔다. 코골이는 예전의 50%정도로 콧소리가 줄고 시간도 짧아졌다고 한다. 밤에 좀 더 깊게 잘 수 있게 되어 기분도 좋아졌다고 한다.

처방 : 황련해독탕 7.5 g 3×매 식사 전

11월 24일 : 22시에 취침. 잠들기까지 20분 이내. 5시 기상. 화장실에 1, 2번 가지만 금방 잠든다. 낮잠은 점심식사 후 가끔씩 1시간 정도 잔다. 코골이도 거의 들리지 않게 되었다고 한다. 총 6, 7시간은 잔다고 한다. 기분도 밝아졌다고 한다.

처방 : 황련해독탕 7.5 g 3×매 식사 전

◎ 황련해독탕은 한방의학 관련서적에 비교적 체력이 있고 상기증(上氣症)이 있으며 정신불안, 불면증 등이 있을 때 활용한다고 한다.

### 6) 시호가용골모려탕

● 증례 14 : 67세 남성

X년 3월 17일 초진. 5-6년 전보다 어지럼증과 혈압이 상승되었다. 모 병원에서

검사를 받았으나 별다른 이상이 없다고 했다. 그로부터 반년 후, 뇌신경외과에서 뇌 혈액의 흐름이 나빠졌다고 하여 치료를 받았다. 그 후 하복부 통증, 발열이 있었던 적도 있다. X-1년 3월쯤부터 눈이 쉽게 피로해지고 이전부터 있었던 이명이 더 심해졌으며 이외에도 어지럼증, 혈압 상승, 불면증이 있어서 수면제를 복용하고 있다. 어지럼증, 혈압 상승은 피곤할 때 더 잘 생긴다. 현재는 어지럼증과 이명을 주로 호소하고 있다. 데파스(에티졸람)를 복용하면 그나마 잘 잘 수 있어서 현재는 데파스 0.5 mg과 이펜프로딜다르디르산염(페로딜) 60 mg을 복용하고 있다. 체중은 75 kg, 키는 162 cm로 비만이다.

GHQ(General Health Questionnaire) 25 (5:4:0:1)

| 처방 : | | | |
|---|---|---|---|
| | (1) 대시호탕 | 7.5 g | 3×매 식사 전 |
| | (2) 에티졸람(데파스) | 1 mg | 1×취침 전 |
| | (3) 에틸로플라제페이트(메이락스) | 1 mg | 1×저녁식사 후 |

4월 3일 : 약에 대한 반응이 꽤 좋은 것 같다고 한다. 이전부터 눈이 피로하고 고개를 끄덕이거나 머리를 흔들 때 어지럼증이 발생한다. 코골이는 심하지 않다. 이명은 있다. 최근에는 혈압이 안정되었다. 수면상태가 좋아졌다. 기분도 조금 나아졌다.

| 처방 : | | | |
|---|---|---|---|
| | (1) 대시호탕 | 7.5 g | 3×매 식사 전 |
| | (2) 탄도스피론(세디엘) | 30 mg | 3×매 식사 후 |
| | (3) 에틸로플라제페이트(메이락스) | 1 mg | 1×저녁식사 후 |
| | (4) 브로티졸람(렌돌민) | 0.25 mg | 1×취침 전 |

4월 6일 : 세디엘을 먹으면 컨디션이 왠지 안 좋아진다고 해서(구체적으로 무엇이 왜 안 좋은지는 잘 모른다) 잠시 중지하였다.

5월 1일 : 세디엘을 먹으면 간헐적으로 저리는 듯한 느낌이 든다고 한다. 이 증상이 3-4시간 지속되었다. 수면제 없이 잘 수 있다. 아직 고개를 끄덕이거나 머리를 움직이면 어지럽지만 전체적으로 어지럼증이 상당히 줄었다. 혈압도 안정되었다. 이명은 약간 줄었다. 아내가 코골이는 없다고 말한다.

처방 : (1) 대시호탕 7.5 g 3×매 식사 전
(2) 에틸로플라제페이트(메이락스) 1 mg 1×저녁식사 후

5월 22일 : 어지럼증은 상당히 좋아졌다. 눈이 피로하다. 혈압은 정상이다. 이명은 변함 없지만 지금은 신경쓰이지 않는 정도다. 코골이는 없다. 체중은 76.5 kg. 신장은 162 cm.

처방 : (1), (2) 전과 동일

6월 5일 : 머리가 빙빙도는 느낌이다. 어지럼증도 있다. 혈압은 정상. 코골이는 거의 없다. 식욕이 조금씩 생기기 시작했다. 이명은 여전히 있다.

처방 : (1) 시호가용골모려탕 7.5 g 3×매 식사 전
(2) 에틸로플라제페이트(메이락스) 1 mg 1×저녁식사 후

6월 17일 : 어지럼증이 호전되었지만 일어났을 때 현기증은 있다. 이번 약을 복용하고부터 좋아진 것 같다고 한다. 이명은 변함 없다. 코골이 상태도 상당히 양호하고 수면상태도 좋다. 식사가 맛있어졌다. 혈압은 정상이다.

처방 : (1), (2) 전과 동일

7월 3일 : 어지럼증이 거의 없어졌다. 일어났을 때 있는 현기증도 호전되서 절반 정도로 줄었다. 코골이는 거의 없다. 이명은 변함 없지만 전보다 신경이 덜 쓰인다. 혈압은 125-76 mmHg로 안정적이다.

눈의 피로는 아직까지 확실히 있다. 수면상태는 대체로 양호하다. 브로티졸람(렌돌민)은 거의 사용하지 않았는데도 상태가 좋다.

GHQ 2 (0:1:0:0)

7월 31일 : 어지럼증이 사라졌다. 수면제가 필요하지 않게 되었다. 거의 완전히 증상이 사라졌다고 한다.

◎ 비교적 체력이 있는 환자로 이명, 고혈압, 불면증상이 있어 대시호탕, 시호가 용골모려탕 등을 항불안제와 병용해보았다. 4개월 후에는 거의 증상이 사라졌다. 수면제를 사용할 필요가 없어진 점에 대해서 본인도 만족하고 있다.

● 증례 15 : 80세 남성

X년 8월 1일 초진. X-10년 태풍으로 쓰러진 나무를 처리하던 중에 손이 떨리는 증상으로 가까운 의원에서 진료받음. 파킨슨병이 의심된다는 말을 듣고 아침저녁으로 약을 처방받아 복용하기 시작했다. 손이 떨려서 글씨를 쓸 수 없을 정도였으나 3-4년 약을 복용해 호전되었다. X-8년 요통으로 정형외과 입원 중에 파킨슨병이 난치병으로 지정받은 것을 알고 걱정스러운 생각이 들게 되었다. 지인이 파킨슨병으로 사망한 일도 있었는데 그 후 불면증이 생겼다. 모 병원에서 수면제를 처방받아 잠은 잘 수 있었다. 타 병원에서 불면증에 대한 치료를 받았지만 초조한 느낌은 없어지지 않고 머리도 개운해지지 않아 본원에서 진료를 받기 시작했다.

초진시의 신경학적 검사에서는 파킨슨병 진단은 제외하였다.

이후 트라조돈(레슬린) 25 mg, 브로티졸람(렌돌민) 0.25 mg, 조피클론(이모반) 7.5 mg이 주로 사용되었고 점차 수면상태가 좋아졌다.

X+2년이 되어서도 잘 자고 6-7시간은 잔다고 한다.

2월 27일도 조피클론(이모반) 10 mg, 브로티졸람(렌돌민) 0.25 mg, 트라조돈(레슬린) 25 mg을 취침 전에 복용했다.

3월 27일 : 일주일 전부터 이틀 연속으로 잠을 못잤다. 하복부가 당기는 듯한 느낌이 들었다고 한다. 잠들 수가 없을 때 하복부가 당긴다. 체중은 65 kg으로 신장 163 cm

이다. 배변 상태는 약간 불규칙한 편이다. 얼굴은 약간 붉다. 혈압은 높은 편. 실증으로 생각하고 이날부터 시호가용골모려탕 5.0 g을 아침저녁 2회로 나누어 복용시켰다.

4월 7일 : 하복부의 당김이 없어져서 답답했던 것이 없어졌다고 한다. 배변 상태도 좋아지고 전보다 빨리 잠에 들 수 있게 되었다.

시호가용골모려탕의 효과가 좋았기 때문에 시간을 두고 조피클론(이모반), 브로티졸람(렌돌민), 트라조돈(레슬린)을 줄여가도록 티칭했다.

혈액 소견은 중성지방 161(50-150 g/dl)로 조금 높다.

● 증례 16 : 56세 남성

30세정도부터 불면경향이 되었다. 잠을 충분히 못자면 하루종일 신경이 과민, 초조해지고 일 하기가 힘들어져서 곧잘 쉬었다. 집 근처 의원에서 각종 수면제, 항불안제를 투여받았으나 개선되지 않고 점점 약물 용량이 늘어나서 어지럼증으로 휘청거릴 때도 있었다. 그럼에도 일 때문에 매일 복용하지 않을 수 없는 상태였다. 고혈압 치료를 기회로 다시 내원해서 진료받고 있다.

체격은 튼실한 편으로 실증(實證). 불면증과 초조함을 강하게 호소했다. 우울증을 시사하는 우울한 기분, 일내변동은 볼 수 없었다. 두부 CT, 혈액생화학검사 등에서는 이상이 보이지 않았다.

초조한 느낌을 중심으로 신경성 불면증이 두드러져있어서 시호가용골모려탕 7.5 g/1일 TID로 처방했다. 투여 2주 후에는 초조함도 다소 줄어들어 잠들기 편해졌다. 4주 후에는 초조한 느낌이 더욱 감소하여 숙면을 취할 수 있게 되었기에 수면제 등의 약물 용량을 서서히 줄여나갔다. 8주 후에는 수면제 등의 약물용량을 이전의 1/3로 줄일 수 있었다.

◎ 이 증례는 불면증과 초조함을 호소하는 중년, 고령자의 신경성 불면증에 대한 한방치료의 유용성과 안정성을 시사하는 증례라고 생각된다.[24)]

### 7) 불면증, 기타 한약

야간 빈뇨로 인한 불면증에 대해서 팔미지황환이 뛰어난 효과를 보인 한 가지 증례가 보고되어있다.[21)]

● 증례 17 : 69세 남성

몇년 전부터 밤중에 자는 도중에 일어나 소변을 보게 되었다. 점차 횟수가 늘어나 최근 1년 동안에는 하룻밤에 10번 가까이 일어나게 되었다.

그 탓에 항상 수면이 부족하고 전신에 권태감이 심해지고 식욕도 저하되었다. 근처 의원에서 처방받은 약도 효과가 없었고, 심지어는 밤이 오는 것이 무서워지면서 불면증까지 호소하게 되었다. 진료받을 때 초조해보였고 안색이 안 좋았으며 열심히 자신의 증상을 호소했다. 복진에서는 상복부에 비해 하복부가 연약무력(軟弱無力), 제하불인(臍下不仁)하고, 또한 복벽정중앙 피하에 굵고 긴 연필심(정중심(正中芯)) 같은 것이 촉지되었다. 팔미지황환 엑스과립(의료용) 7.5 g/일 투여를 시작한 결과, 투여 4일 후부터 야간 배뇨 횟수가 줄었다. 14일 후 재진에서는 밤에 1번만 일어나게 되고 빈뇨가 개선되어 불면증도 해소되었으며 얼굴 표정도 밝아져 있었다.

◎ 오키모토(沖本)[21)]는 본 증례에 대해서 초로기 남성으로 야간 빈뇨, 제하불인, 정중심(正中芯)이 나타난 것을 통해 전형적인 팔미지황환증으로 생각했다. 불면증, 초조한 느낌은 환자 본인에게 있어 상당한 고통이었던 것으로 짐작된다. 팔미지황환이 이러한 증례에 효과가 있었던 것에 주목할 수 있다.

야간 빈뇨에 대해 잠들지 못해서 빈뇨가 발생한다고도 생각할 수 있으나 이러한 극적인 개선 효과가 나타나는 것은 주목할 만한 사실이다. 오자키 다카시(尾崎崇) 등[22)]은 예전부터 수면에 효과가 있다고 여겨진 산조인탕을 활용하였지만 현재 사용되고 있는 수면제와 비교해서 즉효성이 확인된 것은 소수의 증례에 한정되었었다. 그러나 12개의 사례 중 8개의 예에서 산조인탕과 수면제(조피클론)를 병용함으로써 수면시간이 명백하게 연장되는 것으로 나타났다. '30-60분 연장'이 4례, '60-90분 연장'이

1례, '90-120분 연장'이 2례, '120분 이상 연장'이 1례였다. 한약과 양약의 병용에 의해 혈중 조피클론의 소실이 촉진되었음에도 불구하고 수면시간이 연장된 점으로부터 산조인탕 내의 유효성분 작용점이 조피클론과는 다르며, 양자 간 무언가의 복합작용이 존재한다고 생각된다.

또한, 오자키 다카시 등은 산조인탕의 주약(主薬)인 산조인의 유효성분을 밝히기 위해 산조인 열탕 추출물을 투여한 쥐의 혈액 및 담즙에서 산조인 유래성분인 스피노신(spinosin)과 페루로일스피노신(feruloylspinosin)을 검출하여 각 성분이 쥐의 헥소바비탈 수면시간을 의미있게 연장하는 것을 보고하였다. 이것은 한약과 현재 사용되고 있는 수면제와 병용효과 가능성을 시사하는 연구이다.

## 4 갱년기 수면장애에 활용되는 한약

갱년기란 여성의 폐경 전후 수 년간(약 45세부터 약 55세까지)을 의미하며, 생식기(生殖期)부터 비생식기(非生殖期)로의 이행기이다. 난소 활동이 쇠퇴하여 내분비 밸런스가 크게 변동되며, 그와 함게 심리 · 사회적인 변화도 일어나고 신체적, 정신적으로 여러 증상이 나타난다. 갱년기장애의 증상에는 수면장애뿐만 아니라 여러가지 증상이 있으며 그 호소 또한 다양하다. 따라서 갱년기장애는 생물학적, 심리 · 사회적으로 이해하는 것이 중요하다.

'혈도증(血道症)'은 갱년기장애를 포함해서 임신, 출산, 유산, 월경 등 여성의 생

**표 3-1.**

| 분류 | 증상 |
|---|---|
| 혈관운동신경증상 | 머리로 열오름(상기증), 안면홍조, 발한, 동계(動悸), 현기증, 두통, 저림, 의주감(formication) 등 |
| 정신신경증상 | 불안감, 불면, 우울감, 초조한 느낌 |
| 운동기증상 | 어깨결림, 관절통, 요통, 신경통 |
| 기타 | 이(易)피로감, 피부 소양감(가려움) 등 |

리현상에 동반되어 생겨나는 증상을 가리킨다(역자 주 : 혈도증(血道症)은 일본의 에도(江戸)시대부터 사용해온 여성 특유의 병태를 표현하는 고유의 병명). 즉, 갱년기에만 한정하지 않고 여성 생리현상에 대한 광범위한 장애를 가리킨다. 갱년기장애에 대해 호르몬요법과 각종 향정신약물에 의한 치료가 행해지고 있으나 한방치료가 가장 적합하다고 알려져 있다.[1,16,25]

갱년기장애의 수면장애는 동시에 여러가지 고통을 호소하는 증례가 많이 있는데, 한방치료의 원칙은 전신 상태를 가다듬어 자연스럽게 잘 수 있도록 하는 것이다. 따라서 수면장애만을 단독으로 고려하여 치료하지는 않는다.

## 자주 쓰이는 처방

〈실증(實證)에 활용되는 처방〉

- 시호가용골모려탕(柴胡加龍骨牡蠣湯)
  체격은 중등도 이상. 불안감, 불면, 동계, 초조함, 어깨결림, 변비 경향. 복진상 흉협고만이 있으며 복부 대동맥 박동이 항진된 사람.
- 도핵승기탕(桃核承氣湯)
  몸이 튼튼하다. 머리에 열이 오르기 쉽고(상기증) 얼굴도 쉽게 달아오르며(안면홍조) 변비 경향. 복진상 하복부의 저항과 압통이 있음.
- 계지복령환(桂枝茯苓丸)
  도핵승기탕과 유사하나 제반 증상이 가벼운 상태. 하복부의 저항감과 압통, 상기증.
- 여신산(女神散)
  체격, 체력이 중등도 이상으로 특히 상기증과 어지럼증을 주로 호소하는 사람. 우울한 기분으로 사람과 말하는 것을 싫어하는 사람.
- 삼황사심탕(三黃瀉心湯)
  상기증이 강하고 변비, 초조함과 불면 증상이 있음. 명치부위가 막힌 답답한 느낌.

〈중간증에 활용되는 처방〉

● 가미소요산(加味逍遙散)

갱년기장애에 넓게 활용됨. 기분 변동이 있으며 상기증, 식욕부진 등 여러가지 증상을 호소하는 사람.

● 억간산(抑肝散)

초조해하고 쉽게 짜증이나 화를 낸다. 어깨결림. 동계(動悸)와 불면 증상. 공격적인 언행과 행동. 복력(腹力)은 연약하고 복부대동맥 박동이 촉지되는 경우에 좋음.

● 억간산가진피반하(抑肝散加陳皮半夏)

억간산보다 체력, 체격이 약한 사람으로 신경이 흥분된 사람에게 사용.

● 시호계지탕(柴胡桂枝湯)

상기증이 나타나며 상반신에 땀이 나기 쉬움. 어깨가 결리기 쉬움. 두통, 신체 통증이 있는 사람. 명치 부위에 가벼운 저항감.

〈허증(虛證)에 활용되는 처방〉

● 당귀작약산(當歸芍藥散)

체력이 허약하고 안색이 안 좋으며 월경장애가 있고 손발이 차갑고 피로해지기 쉬운 사람. 복력(腹力), 맥력(脈力)이 모두 약함.

● 반하후박탕(半夏厚朴湯)

명치 부위가 다소 막혀 있는 듯한 느낌. 목에도 무언가로 막힌 이물감이 느껴짐. 불안감, 우울 경향, 동계(動悸)가 있는 사람.

● 감맥대조탕(甘麥大棗湯)

정서 불안정, 사소한 일에 흥분하기 쉬움. 쉽게 하품이 나오며 배꼽 위(臍上)에 가벼운 동계(動悸)가 촉지됨.

● 계지가용골모려탕(桂枝加竜骨牡蛎湯)

사소한 일을 늘 걱정하는 경향. 끈기가 없고 초조한 느낌. 머리에 열이 오르기 쉽고 어깨결림. 가벼운 어지럼증, 목이 막힌 느낌.

이상과 같이 갱년기장애에 쓰이는 처방은 여러가지가 있으나, 실제 임상에서는 되도록이면 적당하고, 적은 종류의 처방으로 충분한 사용경험을 쌓는 것이 중요하다.

● 증례 18 : 46세 여성

갱년기장애로 인한 불면증의 치료 증례는 시사하는 바가 크다.[16]

46세 여성은 1년 전부터 잠들기 어려웠다. 동시에 생리불순이 생겨 생리주기가 1-2개월로 늘어날 때도 있었다. 또한 쉽게 피곤해지고 하루종일 짜증이 나서 쉽게 화를 내게 되고, 동시에 수면상태가 안 좋아지기 시작했다. 심지어 편두통이 심한 날이나 확하고 머리에 울화가 치미는 날에는 환자 스스로도 자기가 갱년기장애가 아닌가 하는 의심이 들었다고 한다. 잠들지 못할 때 할시온(성분명 : 트리아졸람) 2정을 먹고 겨우 잠들어도 이상한 꿈만 꾸고, 자다가 밤에 깨면 일이나 아이가 신경쓰여 다시 잠들 수가 없다고 한다. 환자는 할시온을 복용하지 않으면 잠들 수 없을 것 같다고 한다.

이 환자가 가장 힘들어하는 것은 잠을 쉽게 들지 못하는 것이다. 그 밖에도 쉽게 설사하는 것, 편두통, 상기증, 냉증, 쉽게 피로지며 생리불순, 초조함, 기분이 풀리지 않고 우울함 등이 있어 전형적인「갱년기장애」의 예로 볼 수 있다. 혈압은 낮고 마르고 안색이 좋지 않으며 복부 긴장도가 없고 배꼽 옆 대동맥이 뛰는 것이 손으로 촉지하면 느껴진다. 자율신경실조증과 같은 증상에 자주 쓰는 계지가용골모려탕을 이 환자에게 사용하고 있다. 마스다(益田)에 의하면 융통성이 없다고 할 만큼 매사에 꼼꼼하고 성실한 여성이 중년의 나이이 되어 여러가지 부정수소(不定愁訴)를 호소할 때, 특히 수면장애가 있는 경우에는 우선 제일 먼저 계지가용골모려탕을 사용한다고 한다.

여기에서는 수면장애에 대해 비교적 작용이 약한 수면제를 사용하기는 했지만 이 경우 한방치료로도 충분했기 때문에 마스다는 할시온(트리아졸람)의 사용에 대해서 부정적인 견해이다. 계지가용골모려탕은 이 환자에게 매우 효과가 좋았다. 식욕도 회복되고 전체적으로 몸상태가 좋아졌으며, 기상시에 있던 완고한 두통도 거의 사라졌다. 1개월 후에는 초조한 날도 없어지고, 수면제가 없어도 잘 수 있게 되었다. 그러나 아직까지 안색이 충분히 좋아보이지는 않았다. 피곤하고 수척해진 느낌은 아직 남아있었다. 그래서 이전에 활용하던 십전대보탕을 계지가용골모려탕에 추가하였다. 이틀 동안 십전대보탕을 복용한 결과, 위장 상태가 좋아져 그 때까지 못 먹던 음식도 먹을 수 있게 되었으며, 몸이 따뜻해지고 소화도 잘 된다고 기뻐했다. 계지가용골모려탕이 효과가 있는 사람에게 상황에 따라서 십전대보탕을 병용해보는 것이 한 가지 방법이 될 수 있다.

◎ 저자는 매일매일의 임상경험 중에서도 십전대보탕을 높게 평가한다. 십전대보탕은 전신권태감, 식욕부진, 안색불량, 도한(盜汗), 입안의 건조감 등을 동반할 때 효과가 있다고 한다. 처방의 선택은 이러한 경험의 축적으로 결정되는 경우가 많다.

● 증례 19 : 48세 여성

X년 4월 7일 초진. 병원에서 간호사로 근무. 2년 전부터 야근을 하고 난 후부터 잠들기까지 입면시간이 1시간에서 1시간 반정도 걸리게 되었다. 기분도 우울해지고 아무것도 하기 싫을 때가 자주 있다. 두통이 생겨 머릿속이 아프고, 심할 때는 울렁울렁 메스꺼움도 있다. 최근에는 3일 간격으로 증상이 생긴다. 잠이 들면 잘 자지만 꿈을 자주 꾼다. 꿈의 내용은 늦어서 지하철을 놓친다거나, 등산을 하는데 산 정상까지 오르지 못하는 등의 꿈이다.

체중은 40 kg, 신장 145 cm로 마른 체격이다. 생리가 25세에 없어져서 호르몬제 주사를 맞았으나 효과가 없었다.

초진일에 브로티졸람(렌돌민) 0.25 mg을 처방하였다. 5월 19일, 브로티졸람(렌돌민) 0.125 mg으로 잘 수 있게 되었으나 기분 저하, 두통, 머리가 멍하고 무거운 느낌은 지속된다고 한다. 당귀작약산 7.5 g(하루 3회 식전)과 렌돌민 0.25 mg을 처방. 6월 2일, 당귀작약산은 식전에 복용하면 속쓰림이 생겨서 아침과 저녁에만 식후 복용으로 변경했다. 수면상태도 좋아져 렌돌민은 2주에 3번만 복용. 어깨결림, 초조한 느낌도 거의 사라져서 당귀작약산만 처방하였다.

7월 7일 : 수면제는 5일에 한 번만 사용. 두통도 사라졌으며, 우울감, 초조한 느낌, 어깨결림도 없어지고 꿈도 꾸지 않게 되었다고 한다.

◎ 당귀작약산은 갱년기장애(머리가 맑지않고 무거움, 두통, 어깨결림 등)에 효과가 있는 것으로 알려져있으나, 입면곤란, 기분 변조, 초조한 느낌, 꿈을 자주 꾸는 증상에 효과가 있었다는 점에서 주목 받을 수 있는 증례이다. 초진으로부터 약 5년 후에 진료했는데, 한약은 복용 시 속쓰림이 생겨서 렌돌민을 가끔씩 복용하고 있다고 한다.

## 5 기타 불면증

노년기 치매의 수면장애에는 황련해독탕, 당귀작약산, 조등산, 억간산, 팔미지황환, 우차신기환 등이 쓰인다. 노인은 체력이 점점 쇠퇴하므로 허증에 쓰이는 처방을 활용하는 것이 용이하다. 저자는 당귀작약산과 조등산을 비교적 많이 활용하고 있다. 노년기 치매는 벤조디아제핀계 약물에 반응하지 않는 경우가 많은데 이 때도 한약을 활용해본다.

파킨슨병에서도 수면관련장애가 종종 보인다. 이 증상 역시 벤조디아제핀계 약물에 반응하지 않는 경우가 많다.

새로운 비맥각 알칼로이드계 도파민 효능제(non-ergot alkaloids dopamine agonist)인 탈리펙솔(talipexole)은 항파킨슨병작용 외에도 진정작용이 있다는 보고가 있다. 나카무라(中村) 등[17]은 특발성 파킨슨병 환자 27명 중 12명(44%)이 불면증을 호소했으며 25명 중 14명(56%)이 생생한 꿈을, 8명(32%)이 악몽을 꾼다고 보고하였다. 그 외의 보고에서도 파킨슨병 환자의 절반 이상이 수면장애 가진 것으로 나타났다.

파킨슨병은 non-REM수면의 제1단계가 증가하고 non-REM수면의 제4단계와 REM수면이 감소한다. 또한, 파킨슨병 환자는 폐쇄성 무호흡이 발생하기 쉬우며, 그로 인해 중도에 각성하는 경우도 많다. 현재로서는 파킨슨병의 수면장애에 대해 탈리펙솔이 유효하다고 보고되어 있는데, 한약에 반응하는 경우도 있을 것으로 기대된다.

그러나 로피니롤(ropinirole)과 프라미펙솔(pramipexole, 상품명 : 미라펙스)과 같은 비맥각 알칼로이드계 도파민 효능제를 복용하고 있는 환자에게 자동차 사고가 많다는 것이 지적되어 같은 도파민 효능제여도 약을 사용할 때 졸음에 관련해서 충분히 주의해야 한다. 낮에도 갑자기 졸음이 밀려온다는 보고도 있다.

탈리펙솔과 대시호탕은 수면무호흡증에 모두 효과가 있으므로, 파킨슨병의 수면장애에 한약을 함께 활용해보는 것도 좋을 것이라 생각한다.

## 참고문헌


1) 赤松達也，秋山敏夫，松岡隆，森岡幹：更年期と睡眠障害. Prog. Med, 18 : 699-703, 1998.
2) 藤原道弘：実験的記憶障害に対する当帰芍薬散の改善作用. 神経精神薬理, 12(4)：217-226, 1990.
3) 萩野信義：当帰芍薬散の中枢薬理—神経化学的研究. 神経精神薬理, 12(4)：229-234, 1990.
4) 萩野信義：脳に対する当帰芍薬散（TJ-23）の作用様式—特にアルツハイマー病について. 神経精神薬理, 12(4)：229-234, 1990.
5) 萩野信義，吉田充男，長谷川和夫（編著）：漢方薬と脳機能. TJ-23 懇談会講演集, メディカル・ジャーナル社, 1991.
6) 平松緑：当帰芍薬散の脳内神経伝達物質に及ぼす影響. JAMA〈日本語版〉別刷付録, 1997 年 4 月号, 26-27.
7) 稲永和豊，台之尊啓次郎，二宮嘉正ほか：老年期認知障害の当帰芍薬散による治療効果. Prog. Med, 16: 293-300, 1986.
8) 稲永和豊，古賀照邦：当帰芍薬散の睡眠改善作用—睡眠薬を漢方薬によって置換する試み—. 精神科治療薬, 10(12)：1357-1363, 1995.
9) 稲永和豊，古賀照邦：高齢者への向精神薬の使い方—50 症例より学ぶ. 医薬ジャーナル社, 1996.
10) 石毛敦：Eℓマウスの易興奮性に起因した行動異常に対する柴胡加竜骨牡蛎湯の改善作用. Prog. Med, 17: 861-867, 1997.
11) Aizawa, R, Kanbayashi, T, Saito,Y. et al. Effects of Yoku-kan-san-ka-chimpi

hange on the sleep of normal healthy adult subjects. Psychiatry and Clinical Neurosciences, 56. 303-304, 2002.
12) 栗原久，丸山悠司:マウスの改良型高架式十字迷路テストによる漢方剤の抗不安効果—ベンゾジアゼピン受容体の関与—．神経精神薬理, 18: 179-190, 1996.
13) 栗原久，丸山悠司:高架式十字迷路テストによる半夏厚朴湯の抗不安効果に関する検討．神経精神薬理, 17: 353-358, 1995.
14) 栗原久，森田誠，石毛敦ほか：改良型高架式十字迷路装置による柴朴湯の抗不安効果発現物質の検索．神経精神薬理, 18: 643-653, 1996.
15) 丸山悠司，栗原久，森田誠：漢方薬の抗不安効果—改良型高架式十字迷路装置の開発とその成果．Prog. Med, 17(4): 831-837, 1997.
16) 益田総子：やっぱり劇的 漢方薬．同時代社, 1998.
17) 中村重信，本浄貴絵，中村毅：パーキンソン病における睡眠障害とその治療．老年精神医学雑誌, 12(12): 1454-1457, 2001.
18) 成田邦夫：精神科領域における漢方治療．漢方医学, 12(3): 165-172, 1990.
19) 大原健士郎編著：精神科領域における漢方療法の実際．新興医学出版社, 1994.
20) 大原浩市：不眠症　名医と治す漢方事典．週刊朝日編，朝日新聞社, 2002.
21) 沖本二郎：夜間頻尿による不眠に対して八味地黄丸が著効した1例．漢方診療, 17(3)：9, 1998.
22) 尾崎崇，小原信一，斉藤謙一：不眠治療におけるゾピクロン，酸棗仁湯の使用効果．漢方医学, 22(5)：158-159, 1998.
23) 佐々木健郎，吉崎文彦：黄連解毒湯の中枢作用と抗ストレス作用．Prog. Med, 17: 868-874, 1997.
24) 篠崎徹：不眠，イライラを強く訴える中高年者に柴胡加竜骨牡蛎湯が有効であった1例．漢方診療, 17(4)：10, 1998.
25) 戸出健彦，菊池義公，中田英之，永田一郎：2．更年期障害と漢方—抗ストレス作用を中心に—．Prog. Med, 17: 843-847, 1997.
26) 山田和男：漢方と最新治療, 9(1)：19-20, 2000.
27) 吉田充男：当帰芍薬散（TJ-23）のラット前頭葉アセチルコリン合成酵素に対する影響　漢方薬と脳機能．TJ-23 懇談会講演集（荻野ほか監修），メディカル・ジャーナル社, 1991.

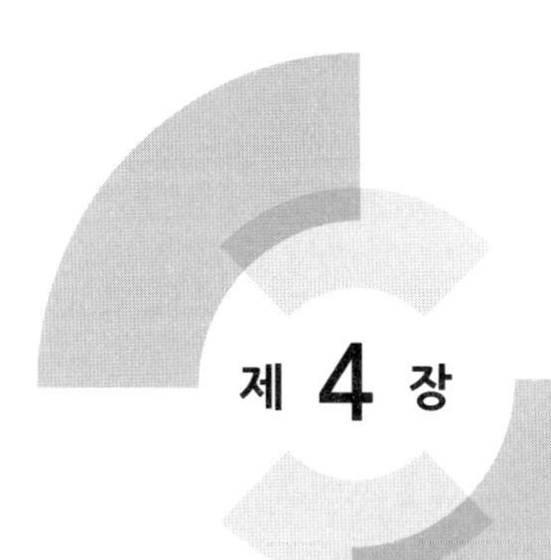

제 4 장

# 코골이의 한방치료

## 1 코골이는 왜 생기는가

보통은 숨을 들이쉴 때 코골이가 생기고 숨을 내쉴 때는 안 생기나, 심할 때에는 숨을 내쉴 때도 들이쉴 때도 발생한다.

코골이 증상은 유아에서 노인까지 남녀 모든 연령층에서 일어나고 건강에 그다지 문제가 되지 않는 코골이부터 생명을 위협하는 위험한 코골이까지 다양하게 나타난다. 코골이란 수면 중 호흡에 수반하여 코와 입으로부터 시끄러운 소리가 나는 것 또는 그 소리를 의미하며, 기도, 특히 연구개의 진동에 의한 것이다. 우리가 잠을 자면서 호흡 할 때 공기통로(기도)가 좁아지거나 닫혀버리면, 공기통로가 차단되므로 공기는 코나 인후의 안쪽을 밀어 열면서 통과하게 되는데 그 때 코골이가 발생한다. 또한 기도를 둘러싸고 있는 조직과 기도 내의 분비물도 진동해서 귀에 거슬리는 진동음이 발생한다. 보통은 숨을 들이쉬는 흡기 바로 직전에 코골이가 발생하고 공기를 내내쉬는 호기 때는 소리가 나지 않지만, 심한 경우에는 내쉬거나 들이쉴 때 모두 코골이가 발생한다.

코골이는 심신의 피로와 스트레스에 의해서도 발생하며 술을 마셨을 때도 잘 일어난다.

알코올을 섭취하면 근육 이완이 일어나고 기도가 좁아져 코골이가 발생한다.

또한, 나이가 들면서 근육의 이완이 일어나고 기도가 막히기 쉬워진다. 이러한 코골이는 그다지 병적인 의미가 없는 경우가 많다.

비만상태가 되면 연구개와 인두벽에 여분의 지방이 붙어 기도가 폐색되는 경우가 있다. 코를 크게 고는 성인을 보면 비만상태인 사람이 많다는 것을 알 수 있다.

다음으로, 인두와 비강의 구조상 이상이 있는 경우(편도비대증, 턱이 비정상적으로 작거나 비중격 만곡증 등 형태상 이상이 있는 경우)에 코골이가 일어난다. 또한 특별한 이유를 알 수 없는데도 매일 심하게 코를 고는 사람이 있다.

추가로 다음과 같은 사람이 코를 골기 쉽다고 알려져있다. 비만형이며 목이 굵으면서 짧은 사람, 고혈압, 심질환, 당뇨병 등의 기왕력을 가지고 있는 사람은 코를 골기 쉽다. 그러나 이것이 코골이가 장기간 계속되어 생긴 결과인 것인지, 혹은 원인인지에 대해서 꼭 어떻다고 명확하게 말할 수는 없다.

## 2 코골이의 역학(疫学)

우리는 횡와위(recumbent position)나 앙와위(supine position) 자세로 번갈아 가면서 밤새 체위를 바꿔가며 잠을 잔다. 그 중에서 앙와위로 취침하고 있을 때 코골이가 가장 발생하기 쉽다. 중력에 의해 설근부(舌根部) 및 연구개(軟口蓋)가 침하(沈下)하

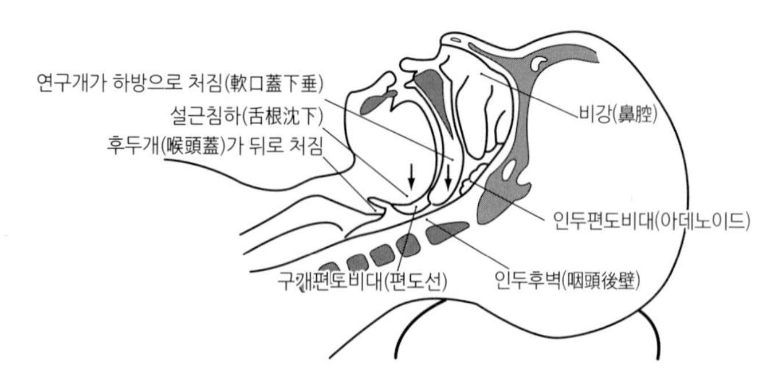


■ 그림 4-1. 코골이가 발생하는 상기도 그림

기 때문에 상기도가 좁아진다. 잠이 들면 온 몸의 골격근이 이완되고, 상기도근군(筋群)도 이완되면서 상기도는 더욱 좁아진다. 건강한 사람은 어느 정도 상기도가 좁아져도 호흡에 영향을 주지 않지만, 그림 4-1에 나타나있듯이 편도비대, 연부조직, 지방증식 등이 생기면 상기도가 좁아져서 코골이가 발생한다. 또한, 상기도에 해부학적 이상이 없어도 상기도근군의 활동성이 서하되어있으면 수면 중에 코골이가 발생하기 쉽다. 평소에는 코를 골지 않는 사람도 술을 마시고 잠이 들었을 때 코를 고는 것은 알코올에 의해 상기도 근육이 느슨해져서 기도를 이완시키기 때문이다. 다시 말해, 코골이는 수면 중에 상기도가 좁아져서 호흡을 방해할 때 발생하는 것으로 그로 인해 수면에도 장애를 가져오게 되는 것이다. 앞서 기술하였듯이, 코골이가 있다는 것은 정상적인 숙면 상태가 아니며 수면의 질이 좋아지는 것을 방해한다는 것이다. 상기도가 좁아져서 코골이 증상이 생길만한 병적 상태에서는 무리하게 호흡을 하게 되므로 종종 중도각성을 하게 하여 깊은 수면을 취하는 것이 어려워진다. 코골이 뿐만 아니라 폐쇄성 수면무호흡(Obstructive Sleep Apnea Syndrome, OSAS)으로까지 진행이 되면 상기도가 완전히 닫혀버린다. 이 때문에 더 애써서 호흡을 하느라 자주 밤에 중도각성이 일어나게 된다. 그리고 이런 환자들은 더욱 더 밤동안의 수면이 부족해진다. 그렇다면 습관적으로 코를 고는 사람은 얼마나 될까?

가이가와(粥川) 등[6]은 습관성 코골이의 유병률을 조사하였다. 그에 따르면 남성의 16%, 여성의 6.5%가 습관성 코골이를 앓고 있다고 한다. 남성은 50대가 가장 많았으며, 여성은 40세 미만은 비교적 적으나 50세 이후 갱년기부터 폐경 이후 증가하였다고 한다. 후루카와(古川)[2]는 휴대용 수면무호흡증 검사 장치를 사용하여 건강진단을 받은 사람을 대상으로 조사를 실시한 결과, 남성의 21.3%, 여성의 7.6%가 습관성 코골이를 가지고 있다고 보고하였다(**그림 4-2**).

심각한 코골이는 폐쇄성 수면무호흡증 이외에도 고혈압, 심근경색, 허혈성 심질환, 뇌혈관장애를 동반하는 빈도가 높아져서 이러한 질환들의 위험인자로 인식되고 있다.

코골이는 아주 사소한 골칫거리이기도 하면서도 동시에 생명을 위협할 수 있는

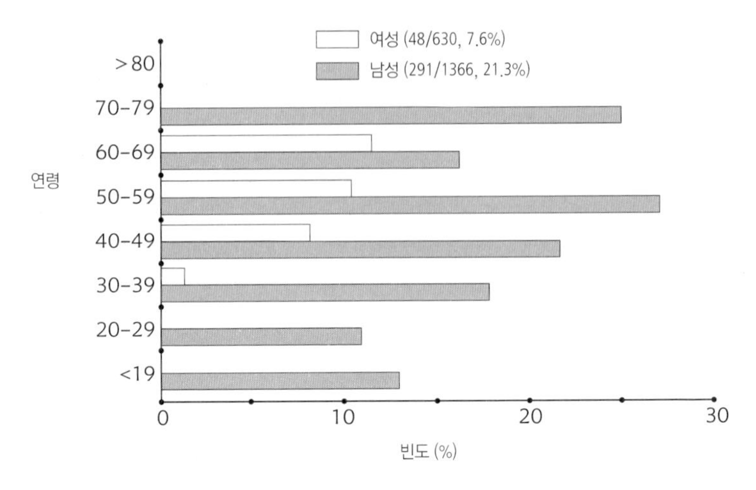


■ **그림 4-2.** 건강진단을 받은 대상자의 습관성 코골이 증상 빈도 (문헌 2)

질환이라는 것이 일반적인 견해이다.

코골이가 있다고 해서 반드시 수면무호흡증후군이 있다고 할 수는 없다. 그러나 코골이 증상이 심하게 지속되면 무호흡이 아니어도 호흡에 이상이 생기며, 야간 고혈압이 발생할 수 있다.

코골이 혹은 수면무호흡이 있는 73명의 환자에게 소음계를 사용하여 코골이의 소음 크기를 조사하였다.[5)]

앙와위로 누운 자세에서 입으로부터 50 cm 거리에서 측정한 코골이 소리의 평균 세기는 61.7 dB이었고, 횡와위에서는 53.7 dB이었다. 식도내압의 진폭과 앙와위로 누운 자세, 횡와위로 누운 자세에서의 코골이 소리 세기 사이에는 분명한 상관관계가 있었다. 이러한 소견은 코골이 소리 세기가 수면 관련 호흡장애의 유용한 지표라는 것을 시사한다.

코골이는 날짜나 시간대에 따라 변화하기도 하므로 단면적인 관찰만으로는 충분하지 않다.

코골이 중에서도 무해한 것은 비성(鼻性) 코골이로, 이 코골이 유형은 환자 본인이 이른 아침에 입마름을 호소하는 경우가 많고 감기나 알러지성인 원인인 경우가 대부분이다.

산마리노에서의 조사에서는 일반 인구의 19%가 상습성(常習性) 코골이라는 결과를 나타냈다.[1] 이 결과는 일본의 조사 결과와 비슷하다. 산마리노는 이탈리아반도 북동부에 위치한 유럽에서 가장 오래된 공화국으로 수도는 산마리노이며 4세기 초에 로마제국의 기독교탄압을 피해 치타노산에 숨은 마리노 사람들이 건국한 면적 약 61 $km^2$, 인구 2.4만명(1992)인 세계에서 가장 작은 나라이다.

이 조사에서는 코골이 증상이 성별 및 연령과 관련있다는 것으로 나타났다. 40세 이상에서는 남성의 30%, 여성의 20%가 코를 골며, 60세 이상에서는 각각 50%, 40%로 증가하였다. 체중도 중요한 요인으로, 비만인 사람의 약 1/3이 코를 고는 반면, 정상 체중인 사람은 10%가 코를 골았다. 코를 고는 사람은 코를 골지 않는 사람보다 고혈압 빈도가 높았다. 성인 이후에는 코골이와 체중의 상관관계만큼이나 코골이와 고혈압 사이에서도 높은 상관관계를 보였다. 따라서 코골이 증상은 고혈압을 예측 할 수 있는 좋은 지표로 활용될 수 있다.

이를 바탕으로 코골이는 호흡이 중증도로 방해받고 있다는 징후로 이해할 수 있다. 만일 상습성 코골이라면 고혈압과 수면무호흡증을 일으킬 수 있다고 봐도 무방하다.

코골이는 또한 사회적인 문제이기도 해서 코를 고는 사람 스스로에게 심리적인 부담이 되며, 같이 자는 사람에게도 수면장애의 원인이 되기도 한다.

상습성 코골이의 치료법은 후에 기술하겠다.

## 3 코골이가 있는 사람들의 증상 호소

핫토리(服部) 등[3]은 불면증을 호소해서 정신과의 불면증 전문외래진료를 받은 환자 중에서 코골이가 있는 증례에 대해 일반 정신건강 척도 검사(General Health Questionnaire, GHQ)에 의한 정신 · 신경증상(이른바 minor psychiatric complaints)을 파

**표 4-1.** 고빈도 출현 항목의 변화(%)

| 항목내용 | 치료 전 | 치료 후 | 전후 차이 |
|---|---|---|---|
| Q3. 활력이 없고 쉽게 피로를 느낀다 | 75.0 | 25.0 | 50.0 |
| Q19a. 악몽을 꾼다 | 62.5 | 12.5 | 50.0 |
| Q41. 일상생활은 치열한 경쟁의 연속이다 | 62.5 | 25.0 | 37.5 |
| Q12. 아침에 일어났을 때 개운하지 않다 | 50.0 | 0.0 | 50.0 |
| Q22. 평소보다 무언가를 할 때 시간이 걸린다 | 50.0 | 0.0 | 50.0 |
| Q23b. 일상생활, 활동에 의욕이 저하되어 있다 | 50.0 | 0.0 | 50.0 |
| Q43b. 힘든 일이 있어서 괴롭다 | 50.0 | 0.0 | 50.0 |
| Q17a. 밤에 깨서 잠을 잘 못잔다 | 50.0 | 12.5 | 37.5 |
| Q18a. 밤에 저절로 깰 때가 있다 | 50.0 | 12.5 | 37.5 |
| Q55b. 불안감을 느끼고 긴장된다 | 50.0 | 12.5 | 37.5 |
| Q44b. 금세 짜증나고 화를 쉽게 낸다 | 50.0 | 25.0 | 25.0 |

Cut off point = 50%, a = Factor of sleep disorder, b = Factor of depressive mode

악하여 치료 전-후의 경과를 관찰하였다. 대상자는 불면증 외래진료를 받은 환자 중에서 심하게 코를 고는 사람 8명(남성 5명, 여성 3명), 평균 나이 56.3세였다. 이 대상자들에게 한약 치료 전-후로 GHQ(60항목) 검사를 실시하였다. 8명의 GHQ 총점 평균은 치료 전 13.8점, 치료 후는 4.1점이었다. 또한, 「신체증상」, 「불안, 불면」, 「사회활동장애」, 「우울상태」의 하위 4개 문항에서 점수가 감소하는 경향이 있었다. GHQ 60항목 중, 치료 전에 50% 이상 나왔던 항목은 「활력이 없고 쉽게 피로를 느낀다」 75%, 「악몽을 꾼다」 62.5%, 「일상생활은 치열한 경쟁의 연속이다」 62.5%였으며, 이 외에 「아침에 일어났을 때 개운하지 않다」, 「밤에 깨서 잠을 잘 못잔다」, 「밤에 저절로 깰 때가 있다」, 「평소보다 무언가를 할 때 시간이 걸린다」, 「일상생활, 활동에 의욕이 저하되어 있다」, 「힘든 일이 있어서 괴롭다」, 「금세 짜증나고 화를 쉽게 낸다」, 「불안감을 느끼고 긴장된다」가 50%였다. 치료 후에 해당 항목들을 조사한 결과, 모든 항목에서 개선되는 경향을 보였다(**표 4-1**).

GHQ는 정신 · 신경증 증상을 파악하고 신경증(neurosis)을 스크리닝하는 설문 검사로서 신뢰도와 타당도를 가진 검사이다(역자 주 : GHQ-12는 한국판으로 번역이 되어 있고 GHQ-28, GHQ-60은 한국판이 없다. 한국에서는 30문항, 28문항, 20문항, 12문항의 축약형이 사용되고 있다). 일본판 GHQ에서는 GHQ 총점의 Cut off point로 11/12, 16/17 두 가지 변별점이 설정되어 있다. 수면장애를 호소하며 「코골이」가 있는 사람은 GHQ 총점 평균이 13.8점으로, 정상과 신경증의 경계에 위치하여 「병이라고 할 정도는 아니지만 왠지 몸상태와 기분이 안 좋고 푹 잠을 잔 숙면한 느낌이 없는」 상태라고 보여진다. 특히 「밤에 저절로 깨고, 잘 못 자고, 악몽을 꾸고, 아침에 일어났을 때 개운하지 않은」 수면장애, 「일상생활에 의욕이 안나고, 활력이 없으며, 평소보다 무언가를 할 때 시간이 걸리는」 등 의욕 저하, 「금세 짜증나고 화를 쉽게 내거나, 힘든 일이 있어 괴롭거나, 불안감을 느끼고 긴장하는」 등의 기분장애를 호소하는 사람이 많다는 것을 알 수 있다. 또한, 자신을 둘러싼 외적환경을 「일상생활은 치열한 경쟁의 연속」이라며 스트레스가 많은 상황이라고 느끼는 사람이 많았다. 코골이 환자가 높은 응답률을 보인 항목은 GHQ 요인 분석에서 얻은 12인자 중 「수면장애」와 「심리적으로 우울한 상태」에 해당되는 것이 많았다.

대시호탕, 사역산을 사용한 약물요법의 치료 경과를 살펴보면, 투약 1-10일 후에 주간졸음의 소실, 우울한 기분의 개선, 푹 숙면한 느낌의 회복 등이 있었다. 또한, 혼자 살아서 코골이에 대한 평가가 어려웠던 증례를 제외한 모든 증례에서 코골이가 감소되는 등의 치료효과가 관찰되었다. GHQ에 의한 자기평가에서 수면장애, 의욕저하, 기분장애 등이 개선되는 경향을 나타냈다. 특히 의욕저하에 관한 항목과 악몽 등의 항목에서 개선도가 높았다. 수면무호흡증 및 우울증 환자는 REM수면의 이상이 있다고 여겨지는 점에서 이러한 치료 결과는 코골이가 있는 수면장애 환자의 REM 수면을 개선시키는 것과 관계가 있음을 시사한다.

## 4 코골이에 효과가 있는 한약

심한 코골이는 일상생활에서 본인과 주변 사람들에게 크고 작은 여러가지 영향을 끼치게 된다. 환자 본인에게 있어서 수면의 질이 변하고 다양한 장애가 생기는 것은 별도로 다시 살펴보도록 하겠다. 코골이는 타인의 수면도 방해하는 원인이기 때문에 주위사람들에게 폐가 되기도 한다.

### 1) 대시호탕(大柴胡湯)

저자는 심하게 코를 고는 사람에게 그 사람의 「증(證)」에 맞게 처방하였다. 그 중 대표적인 처방으로 대시호탕을 사용하여 코골이 증상이 소실되는 것을 관찰하였다. 코를 심하게 고는 사람에게 대시호탕을 사용하기 시작했는데 여러 증례를 쌓아가는 과정에서 코골이의 치료만을 희망하는 환자군과 정신병원에 입원 혹은 외래에서 통원 중인 환자군에 대하여 대시호탕의 코골이 억제 효과에 차이가 난다는 느낌을 받았다.[4)]

대상을 확장해서 12명의 정신과 의사가 진료했던 코를 심하게 고는 환자 60명(입원환자 36명, 외래환자 24명, 남성 40명, 여성 20명, 평균연령 51.7세)에 대해 조사

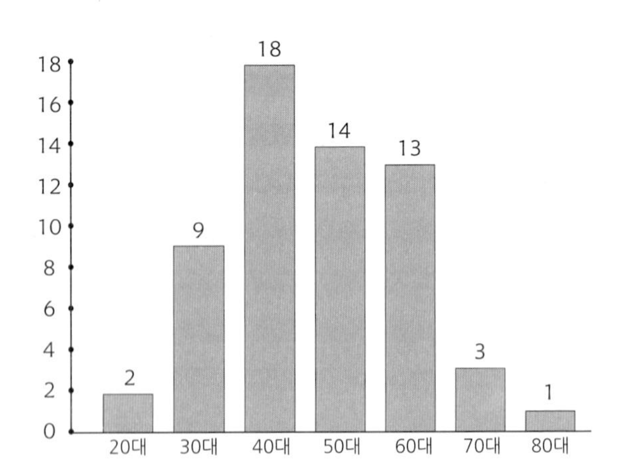


■ **그림 4-3.** 코골이 환자 60명의 연령분포

**표 4-2. 비수(肥瘦)**

| | |
|---|---|
| • 비만 | 22명 |
| • 약간 비만 | 2명 |
| • 표준 | 12명 |
| • 약간 마름 | 2명 |
| • 마름 | 3명 |

하였다. 연령 분포는 40대가 가장 많았으며(18명), 50대가 14명, 60대가 3명, 30대가 9명이었다(그림 4-3).

대상자에서 한방에서 중시하는「증(證)」에 대해 제한을 하지 않았으나, 신장, 체중을 기록하여 뚱뚱하거나 마른 비수(肥瘦)의 판단이 가능했던 41명을 살펴보면 표 4-2와 같다. 언제부터 코를 골기 시작했는지 기간을 알 수 있었던 29개의 예에서 조사한 평균 기간은 20년이었다. 코골이 증상의 호소 이외에도 기초질환이 있는 사람은 주로 정신병원에 입원 중인 환자였는데, 조현병, 비정형 정신병, 기분장애, 기질성 정신병, 두부외상후유증, 뇌전증(간질), 정신지체, 신경증(불안장애) 등이었으며, 중 · 장기입원 중인 조현병 환자가 가장 많았다. 이러한 환자들은 향정신약물과 기타 약물을 복용하고 있었다. 전체 코골이 환자 60명에게 대시호탕 엑스과립(의료용) 7.5 g을 1일 3회에 나누어 매 식사 전에 복용시켰다. 미리 코골이 증상에 효과를 기대할 수 있다고 설명하여 대시호탕의 사용에 동의를 구했다.

또한 환자 자신의 증상이 대시호탕의 효능, 효과 안에서 목표가 될 수 있는 증상을 포함하고 있는 것도 조건으로 하였다. 사용기간은 최소 1개월로 정했였는데 증상이 개선되어서 환자 스스로 그 이상 기간 동안 복용하기를 희망하면 복용을 계속하게 하였다.

60명에 대해 효과 판정을 하였고 판정기준은「매우 효과있음」(코골이가 거의 사라짐),「효과있음」(코골이는 있으나 주위 사람의 수면을 방해하지 않는 정도까지 개선됨),「약간 효과있음」(코골이는 있으나 치료전에 비하여 반정도로 감소함),「효과없음」,「판정불가」(본인 및 제3자의 평가가 불가능) 였다. 효과 판정은 매주마다 실시하여 1개월 후에 최종 판정을 하였다. 본인은 평가할 수 없어, 가족 혹은 병원에서 간호하는 사람의 보고를 바탕으로 담당의사가 최종적으로 판정하였다. 정량적 판정이 바람직하나 실시하기 어려우므로 위에서 기술한 기준으로 평가하였다. 본 조사는 1개

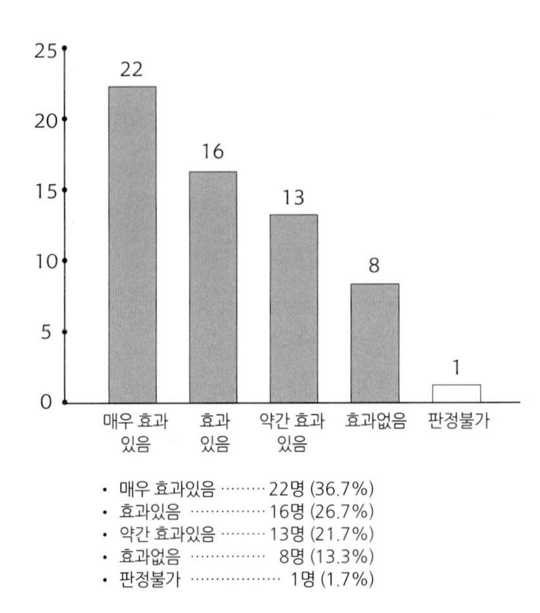


■ **그림 4-4.** 대시호탕의 치료효과

월 동안 부작용 없이 치료를 지속한 사람을 대상으로 하였다**(그림 4-4)**.

효과가 나타날 때까지의 기간으로 본다면 「약간 효과있음」으로 보고한 51명 중 30명이 일주일 이내로, 나머지 21명은 1개월 이내에 효과가 나타났다. 효과가 나타날 때까지의 기간은 본인이 평가할 수 없는 경우가 많고, 또 가족의 평가도 정확하지 않을 수 있으므로 실제와 다를 가능성이 있다. 이 후의 치료경험으로 보건대, 비교적 빨리 효과가 나타나는 듯하다.

병용하는 약의 유무에 따른 효과는 다음과 같았다**(그림 4-5)**. 1명은 병용하는 약의 유무가 확실하지 않아 제외하였다. 병용하는 다른 약이 있는 사람 중에서 「효과없음」, 「약간 효과있음」을 보고한 사람이 21명 (44.7%)인 반면, 병용하는 약이 없는 사람 중 「효과없음」, 「약간 효과있음」을 보고한 사람은 한 명도 없었다. 병용약으로 표 4-3과 같은 것들이 사용되었다.

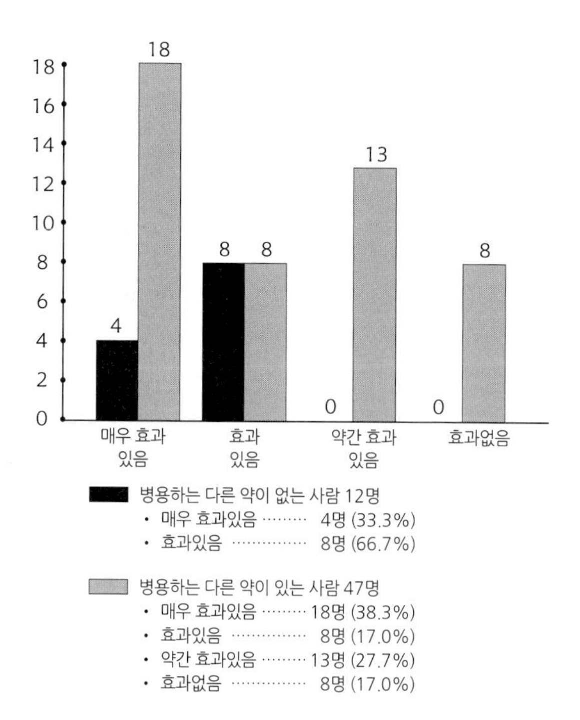


■ **그림 4-5.** 병용하는 약의 유무에 따른 효과의 차이

코골이 증상만을 다룬 증례는 모두「효과있음」이상이었으므로, 향정신약물을 병용하는 증례 중에서「효과있음」증례와「효과없음」증례를 1개씩 살펴보겠다.

● 증례 1 : 61세 여성 (「효과있음」예시)

X년 11월부터 입원 중인 조현병 환자로 환각, 망상 등은 호전되어 증상이 없어졌으나, 코골이로 인해 같은 병실을 사용하는 환자로부터 눈총받는 일이 많았다. 본인은 코를 곤다는 자각이 전혀 없다. 대시호탕을 복용하고 나서부터 코골이가 줄었으며, 본인 스스로 몸이 가벼워졌다고 느낀다. 변비도 없어졌으며, 체중도 줄었다고 한다. 병용하는 약물 중 항정신병약물로는 4종류였으며, 항파킨슨제 2종류, 설사약 1종

표 4-3. 주로 병용하는 약물

| 항정신병약물 | 클로르프로마진(chlorpromazine)<br>클로카프라민(clocapramine)<br>설토프라이드(sultopride)<br>브롬페리돌(bromperidol)<br>할로페리돌(haloperidol)<br>레보메프로마진(levomepromazine)<br>카바마제핀(carbamazepine)<br>설피리드(sulpiride) | 10-100 mg<br>100 mg<br>1200 mg<br>10-20 mg<br>4 mg<br>30-200 mg<br>600 mg<br>100 mg |
|---|---|---|
| 항파킨슨약물 | 트리헥시페니딜(trihexyphenidyl)<br>마자티콜(mazaticol)<br>비페리덴(biperiden) | 6 mg<br>12 mg<br>2 mg |
| 수면제 | 플루니트라제팜(flunitrazepam)<br>니트라제팜(nitrazepam)<br>브로티졸람(brotizolam) | 1-3 mg<br>5-10 mg<br>0.25 mg |
| 항불안제 | 에티졸람(etizolam) | 3 mg |
| 항고지혈증제 | 클리노피브레이트(clinofibrate) | 600 mg |
| 항고혈압제 | 니트렌디핀(nitrendipine)<br>아로티놀롤(arotinolol) | 15 mg<br>20 mg |

류를 같이 복용하고 있다.

● 증례 2 : 51세 남성 (「효과없음」 예시)

X년에 발병된 조현병으로 X+19년 5월 14일부터 현재까지 입원 치료를 받고 있다. 같은 병실 환자로부터 심하게 코를 곤다는 지적을 받고 있다. 또한, 코를 고는 중에 반복적으로 호흡이 잠시 멈추는 것을 다른 사람은 알고 있지만 본인은 그에 대해 전혀 모르고 있다. 신장 161 cm, 체중 61 kg이다. 언제부터 코를 골게 되었는지는 확실하지 않다. 대시호탕에 의한 한약 치료로도 코골이는 개선되지 않았다. 이 환자는 항정신병약물 5종류, 탄산 리튬, 수면제 2종류, 그리고 이 외에도 다수의 약물을 병용하고 있었다.

◎ 이 증례를 통해서 장기간 많은 양의 향정신약물 등을 복용하고 있는 정신과 입원환자에게는 대시호탕의 효과가 떨어지거나 없다는 것을 알 수 있었다. 향정신약

물을 복용하는 환자군에서 「효과없음」과 「약간 효과있음」을 합치면 44%에 달했으며, 향정신약물을 복용하지 않는 환자군에서는 「효과없음」과 「약간 효과있음」이 없이 모두 「효과있음」 혹은 「매우 효과있음」으로 나타났다. 이 결과로부터, 향정신약물을 복용 중인 환자에게는 대시호탕의 코골이 억제 효과가 충분히 나타나지 않는다는 점을 확실히 알 수 있있다. 또한, 이것은 향정신약물 자체가 코골이를 발생시킬 수 있다는 가능성을 시사한다. 이러한 예시에서는 사용 중인 향정신약물의 종류와 복용량을 재검토할 필요가 있다고 보여진다. 증례2의 경우, 코골이 증상은 복용 중인 약물의 부작용으로 나타난 것일 가능성이 있다는 것이다. 일부 환자에서는 수면무호흡증도 진단되었다. 입원환자의 심한 코골이는 같은 병실에서 잠드는 사람의 수면을 방해할 뿐만 아니라, 환자 본인의 건강에도 나쁜 영향을 끼친다. 그 밖에 정신증상에도 좋지 않은 영향을 끼칠 가능성이 있다. 따라서 정신과 입원환자를 대상으로 코골이 증상의 유무를 조사하는 것이 중요하다.

### 2) 시호가용골모려탕(柴胡加龍骨牡蠣湯)

시호가용골모려탕은 비교적 체력이 있고, 심계항진, 불면증, 초조함 등의 정신증상이 있는 사람이 다음과 같은 증상을 보일 때 쓰인다.

고혈압, 동맥경화증, 만성 신장염, 신경성 심계항진증, 뇌전증(간질), 히스테리, 소아 야경증, 음위(陰萎)

시호가용골모려탕 7.5 g에는 시호가 대략 5.0 g 포함되어 있다. 시호의 양으로 생각해볼 때, 시호가 코골이 증상에 주로 효과가 있을 것으로 기대된다. 대시호탕보다는 시호가용골모려탕이 복용하기 용이할 수 있다. 고바야시(小林)[7]의 증례를 소개하겠다.

● 증례 3 : 55세 남성

비만으로 통통한 체형. 턱이 짧고 이중턱이 있으며, 흉협고만(胸脇苦満)이 확연하다(p.28 참조). 종합건강 검진에서 지방간 진단을 받았다. 간기능장애 개선을 목표로 대시호탕과 시호가용골모려탕 두 처방을 번갈아서 처방한 결과, 후자가 위화감없이 복용하기 용이했다. 여행업계에 종사하기 때문에 해외 출장도 많고, 출장을 가는 경우에는 수면시간이 4시간 전후가 되어 그에 따른 여파로 전신이 가려워진다. 한약을 복용하면 상태가 좋아져서 다음날 기상할 때 개운하고 피로감이 없이 일을 할 수 있다. 아내는 코골이가 많이 없어졌다고 보고했다. 몸이 가려울때는 항히스타민제를 취침 전에 복용하고 있다.

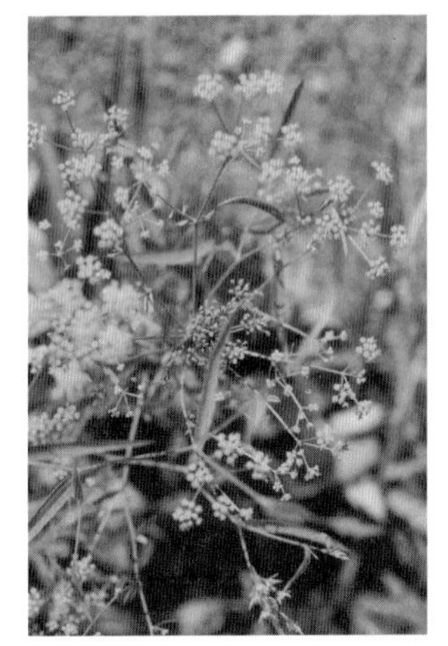

■ **그림 4-6.** 시호

● 증례 4 : 63세 여성

고혈압으로 외래 통원 중인 환자이다. X년에 우측 유방을 절제하였다. X+20년 2월 15일부터 25일까지 고혈압성 뇌병증으로 입원. 신장 150 cm, 체중 60 kg으로 다소 튼실한 체격, 우측 협하부에 경도의 흉협고만이 있고 배꼽 주위의 동계(臍動悸)는 아주 작다. 외래 통원 중, 코골이 증상 때문에 불편하다며 상담을 받았다. 일상생활에서 행동이 제한되고, 코골이가 걱정되어 생활범위가 좁아진다고 함. 부인회나 동창회 등에서 여행을 가려고 해도 민폐를 끼칠 것같은 생각이 들어 참가하고 싶어도 못함. 과거에 '저 사람 코골이로 주위에 엄청 민폐를 끼쳤다'는 소문을 듣고 난 후부터 괜히 더 위축됨. 상기 한방진찰 소견, 고혈압, 다소 실증, 경도의 흉협고만, 극미한 배꼽 주위 동계를 보고 X년 6월 29일부터 시호가용골모려탕을 처방하였다. 1일 3회 복용으로 추후 코골이는 문제가 되지 않을 정도로 호전되었다고 남편이 보고하였다. 더욱이 잠에서 깰 때도 개운하다고 한다.

◎ 증례 보고자는 실증(實證)에서 약간 실증 유형의 코골이 환자에 대해 한약이 매우 효과를 보인다고 보고하고 있다. 두 증례 모두 한약제제 엑스과립(의료용)을 1

일 7.5 g 사용하였다.

주) 이 당시 야마카와(山川) 등[10] 도 코골이에 한방치료를 시행하였다.

### 3) 기타

〈시호계지탕(柴胡桂枝湯)〉

타카바(竹迫) 등은 심한 코골이 증상에 대한 시호계지탕의 치료효과를 보고하고 있다.[9]

타카바 등은 뇌졸중에 만성 B형간염을 동반한 60세 남성의 간기능이상을 한방치료를 통해 치료하고자 하였다. 복증(腹証)으로 흉협고만과 복직근 긴장이 있어 시호계지탕엑스제를 사용한 결과, 코골이가 분명하게 줄어드는 것을 경험하였다. 코골이 증상이 심한 12개의 사례(뇌졸중 7례를 포함하여 평균 53.3세, 남성 10, 여성2)에서 시호계지탕 엑스제 7.5 g/일 투약에 대한 치료효과를 검토하였다. 효과 판정은 제3자의 관찰에 의해 이루어졌다. 2주 후에「거의 소실」이 2명 (17%),「반으로 감소」가 4명 (33%),「약간 효과있음」이 5명 (42%),「변화 없음」이 1명 (8%)으로 대부분의 증례에서 효과가 있었다. 효과가 나타나기까지 3-6일이 걸렸으며, 개선된 증상으로는 코골이 음량 세기의 감소가 있었다. 치료를 중지하자 3-4일만에 코골이 세기도 원래대로 돌아갔다.

한 가지 증례에서는 투여 방법에 대해서 검토해 보았다. 투약량을 두 배로 늘려 저녁식사 전에 5.0 g을 1회로 일주일을 투약하여도 통상적으로 투약하는 것과 동등한 효과가 있는 것으로 밝혀졌다. 뇌전증(간질)에 치료효과가 있다고 알려져 있는 점에서, 작용기전으로 무엇인가 뇌신경의 중추신경에 대한 작용에 의한 효과일 것이라고 추정된다.

치료효과에 대한 판정은 입원환자 중에서 환자의 코골이가 신경쓰이는 같은 병실의 환자와 보호자, 간호사가 판정하였고, 건강한 사람 2명은 아내가 관찰하여 판정하였다. 효과 판정의 기준은 코골이가 거의 소실된 경우「매우 효과있음」(+++), 반으로 감소된 경우「효과있음」(++), 약간 개선된 경우「약간 효과있음」(+), 변화가 없는 경우「효과없음」(-)으로 하였다.

**표 4-4.** 시호계지탕의 코골이 치료효과

| 연령/성별 | 질환명 | 효과판정 | |
|---|---|---|---|
| | | 1주차 | 2주차 |
| 1) 51세 남성 | 뇌출혈 | +++ | +++ |
| 2) 67세 남성 | 뇌출혈 | +++ | +++ |
| 3) 51세 남성 | 뇌경색 | ++ | ++ |
| 4) 60세 남성 | 뇌출혈 | ++ | ++ |
| 5) 61세 여성 | 뇌경색 | ++ | ++ |
| 6) 50세 남성 | 뇌경색 | + | + |
| 7) 39세 남성 | 뇌출혈 | –~+ | + |
| 8) 72세 여성 | 척추손상 | ++ | ++ |
| 9) 27세 남성 | 척추손상 | + | + |
| 10) 76세 남성 | 말초신경염 | + | + |
| 11) 40세 남성 | 건강인 | + | + |
| 12) 40세 남성 | 건강인 | – | – |

보고된 증례의 치료효과는 표 4-4에 제시하였다.「매우 효과있음」2명,「효과있음」4명,「약간 효과있음」5명,「효과없음」1명이었다.「매우 효과있음」을 보고한 증례는 모두 뇌졸중 환자였고,「효과없음」을 보고한 증례는 건강한 사람 2명 중 1명이었다.

치료효과는 투여 시작 3-6일 후에 나타났으며, 1주차와 2주차에는 큰 차이가 없었다. 하지만 적어도 2주 이상 투여해야 효과 판정이 충분히 가능했다.

코골이 소음세기 감소에 시호계지탕의 효과가 인정되었으나, 코골이 자체의 발생 빈도 감소와 지속시간 단축 등과는 무관하다고 보고되어 있다. 필시 이 평가에는 수면다원검사(polysomnography)를 이용한 정밀한 결과관찰이 필요할 것이다.

시호계시탕 사용을 중지하자, 2-4일 후 원래의 코골이 음량 세기로 돌아왔다. 효과가 나타나고 사라지는 데에도 3일 정도의 시간이 걸리는 것으로 생각된다.

시호계지탕의 효능, 효과로 발열, 한출(汗出), 오한과 신체통, 두통, 오심 등의 증상이 있는 다음과 같은 질환 : 감기, 독감, 폐렴, 위궤양, 십이지장궤양, 담낭염, 담석

증, 간기능장애, 췌장염 등의 심하부(心下部)의 긴장과 압통에 효과가 있다. 시호는 5.0 g으로 대시호탕보다 1.0 g 적게 함유되어 있다.

조성 : 시호 …… 5.0 g
반하 …… 4.0 g
황금 …… 2.0 g
감초 …… 2.0 g
계지 …… 2.0 g
작약 …… 2.0 g
대추 …… 2.0 g
인삼 …… 2.0 g
생강 …… 1.0 g

시호계지탕은 뇌전증(간질) 환자(중간-허증)에게 활용되는 경우가 있다. 생강은 생강 근경(根莖)에서 채집하며, 항경련작용이 있다고 알려져있다.

타카바 외의 연구에서 이전에 실행된 코골이의 한방 임상시험은 표 4-5와 같이 보고되었다.

**표 4-5.** 코골이에 대한 한방치료 보고

| 증례 | 질환 · 증상 | 사용 한약 |
|---|---|---|
| 3세 남성 [1] | 스트로풀루스, 코골이 | 갈근탕 |
| 4세 남성 [2] | 비후성비염, 코골이 | 갈근탕 |
| 7세 남성 [3] | 틱장애, 코골이 | 억간산가진피반하 |
| 15세 남성 [4] | 비만, 코막힘, 코골이 | 갈근탕가천궁신이, 길경, 황금 |
| 43세 남성 [5] | 코골이 | 우황환, 첩부, 천주혈 자극 |
| 59세 여성 [6] | 교통외상, 코골이 | 당귀수산 |
| 74세 남성 [7] | 다발성 뇌경색, 수면호흡장애 | 보중익기탕 |

## 코골이 관련 상담 : 질의(Q) 와 응답(A)

Q) 코골이 때문에 곤란합니다. 저 스스로 크게 불편하다고 느끼는 것은 아니지만, 아내가 최근 제가 코를 심하게 골면서 가끔 숨까지 멈춘다며 걱정을 합니다. 또 친한 친구와 같이 여행을 가서 한 방에서 자면 코골이가 심하다고 합니다. 어떻게 하면 나을 수 있을까요?

A) 제가 현재 시행하고 있는 것은 한약을 사용한 치료입니다. 한약을 쓸 때는 그 사람의 체력과 체격을 고려해서(이것을 「증(證)」이라고 합니다) 그 사람에 맞는 한약을 사용합니다. 제가 지금까지 치료한 코골이가 심한 환자들은 체력 · 체격 모두 충실한 사람이 많았고(한방에서는 「실증(實證)」이라고 합니다), 보통 이러한 유형의 사람에게는 대시호탕을 처방합니다.

Q) 한약은 효과가 늦게 나타난다고 하던데, 어느 정도 지나면 효과가 나타날까요?

A) 한약으로 많은 코골이 환자들을 치료하면서 경험적으로 알게 된 사실인데, 효과가 빠른 사람은 복용하기 시작한 당일 밤부터 코골이가 줄었다는 증례도 있습니다. 일반적으로는 3일에서 일주일 안에 효과가 나타난다는 경우가 많은 것 같습니다. 그러나 대다수의 증례에서는 환자 본인 스스로가 자면서 코를 고는지 아닌지 판단하지 못하는 경우가 많기 때문에 가족, 특히 배우자의 보고가 중요합니다. 대체로 2주 동안 복용하면 효과가 있는지 없는지 알 수 있습니다. 그 이상 먹어도 코골이가 멈추지 않는다든지 줄지 않는 경우에는 치료방법을 재고해볼 필요가 있습니다.

Q) 코골이에 한약이 효과 있다는 것은 지금까지 몰랐습니다. 그런데 코골이가 확실히 좋아질 수 있나요?

A) 현재까지 50개 증례 이상의 경험으로 환자를 치료하면서 효과가 없었던 경우도 있습니다. 그러나 잘 조사를 해보니, 효과가 없었던 환자는 동시에 몇 가지나 되

는 다른 약물을 장기간 함께 복용하는 환자라는 점을 알아냈습니다.

Q) 어떤 약물을 복용하면 한약의 효과가 떨어지거나 없나요?

A) 여러 종류의 약물이 있습니다만, 수면제나 항우울제, 정신과에서 자주 사용되는 기타 정신과 약물을 복용하는 경우입니다. 그리고 양과 종류가 많을수록 한약의 효과를 단기간에 보기가 어렵습니다. 이러한 약물을 복용하고 있지 않는 사람에게는 거의 확실히 효과가 있습니다.

Q) 그렇다면 정신과에서 일상적으로 사용하는 약물 중에 코골이를 발생시키거나 심하게 하는 약물이 있다고 생각해도 되는 거네요?

A) 저는 그렇다고 생각합니다. 어떤 약을 먹기 시작한 후로 코골이 증상이 생겼다면, 해당 약물이 코골이 증상을 발생시켰다고 의심해 볼 필요가 있습니다. 이미 많은 사람들에게 잘 알려져있지만, 술을 많이 마시면 그 날 밤은 코골이가 심해지죠. 이것을 반대로 본다면 알코올은 코골이를 유발시키는 가장 대표적인 약물이라고 할 수 있습니다.

Q) 70세를 넘긴 사람 중에서 30대 혹은 그 이전부터 상습적으로 코를 곤 사람도 치료대상이 되나요?

A) 코를 골기 시작한 지 50년이 지난 사람도 빠른 효과를 보이고 있습니다. 따라서 수 년에서 수십년간 코를 고는 사람도 충분히 효과를 볼 수 있습니다.

Q) 증상 개선이 한약으로 인한 효과라고 봤을 경우, 어느정도 일정기간 동안 한약을 사용하면 복용을 중지해도 그 효과가 지속되나요?

A) 지금까지의 개인적인 경험으로는 복용을 중지하면 코골이가 재발하는 경우가 많았습니다. 그러나 약을 복용한 후 일정기간은 코골이가 없어지고 어느정도 시간이 지난 후에 재발해서, 그 때 다시 치료를 하는 사람도 있습니다.

Q) 한약을 오래 복용하면 코골이 억제효과가 약해진다던지 없어지는 일은 없나요?

A) 지금까지 보아온 증례들 중에서 한약의 효과가 약해지거나 없어진 예는 없습니다.

Q) 한약으로 코골이 치료를 시작해서 일정기간 동안 코골이가 사라져서 한약을 먹지 않아도 좋아진 사례는 없나요?

A) 2-3증례에서 치료를 종료하고도 코골이 증상이 사라진 경험이 있습니다. 식이제한으로 체중을 5-6 kg 줄였다던지, 지금까지 음주를 하던 사람을 금주시켰던 증례에서 코골이 증상이 소실되었습니다. 그렇지만 코골이가 사라지면 그대로 통원치료를 멈추는 사람도 있어서 정확한 숫자는 알 수 없습니다.

Q) 비만은 코골이를 발생하기 쉽게 하나요?

A) 그렇습니다. 코골이를 치료할 때는 약의 사용과 함께 비만치료가 중요합니다. 예외적으로 코를 고는 사람 중에 마른 사람도 있습니다만, 거의 대다수는 비만인 사람이 많습니다.

Q) 코골이는 소음으로 주위에서 자고 있는 사람의 수면을 방해하고 민폐를 끼치는 것 외에도, 코를 고는 본인의 건강에도 악영향을 끼치나요?

A) 코를 고는 사람 중에는 밤에 수면을 취하는 도중 호흡까지 멈추는 사람을 많이 볼 수 있습니다. 따라서 코골이는 수면무호흡증을 예보하는 경계경보라고 할 수 있습니다.

Q) 수면무호흡증은 건강에 어떤 안 좋은 영향을 끼치나요?

A) 만성 순환기장애와 호흡기 질환의 원인이 됩니다. 예를 들면, 고혈압이 생기기 쉬워집니다. 그리고 심장병과 호흡기 질환이 많아집니다. 또한 불면증, 심하게 주간에 졸리는 증상이 나타납니다. 주간졸음으로 인해서 교통사고가 발생하기

쉬워지고, 혹은 직장에서도 집중력 저하로 인해 사고로 이어질 수도 있습니다. 그 밖에도 건망증, 주의집중 곤란, 왠지 모르게 소극적이 된다던가, 우울해지는 경우도 있으며, 초조하고 짜증이 나고, 쉽게 피로해지고, 머리가 무겁다는 등의 호소도 잦아지게 됩니다. 노년기의 치매로 이어지는 것은 아닌지 걱정이 될 때도 있습니다. 야간에 빈번하게 무호흡이 일어나면 그만큼 신선한 공기(산소)가 뇌에 공급되지 않기 때문에 뇌도 상당한 피해를 받게 됩니다.

Q) 위험한 코골이 증상을 구분할 때 어떠한 것에 주의를 하면 되나요?

A) 규칙적이었던 코골이 증상이 이따금 끊어지기도 하고, 호흡이 거칠어지다가 조용해지고, 그 후 갑자기 폭발적으로 코골이가 다시 시작된다면 위험한 코골이로 판단합니다. 코골이 뿐만 아니라 몸의 움직임도 많고 체위도 자주 바꾸고 밤중에 기침을 하거나 몇 번씩 눈을 뜨거나 잠에서 깬다면 위험 징후로 판단합니다. 이 때 본인은 위와 같은 증상을 자각하지 못하는 경우가 많기 때문에 영상녹화라던가 같은 방에서 자는 사람의 관찰이 필요합니다.

Q) 수면무호흡증이 있는지는 어떻게 알 수 있나요?

A) 검사가 필요하며 보통 상태에서 잠을 자거나 경우에 따라서는 낮에 수면제를 복용하고 자는 사이에 무호흡 유무를 조사합니다. 현재 무호흡 유무를 판별하는 장치가 고안되어 있어서, 그 장치를 몸의 일부에 붙이고 자는 것만으로도 검사가 가능합니다. 특별히 이 때문에 잠들기 힘들어 하는 경우는 그다지 많지는 않습니다.

Q) 지금까지의 말씀으로 살펴보면 코를 고는 사람은 꽤 장기간 동안 한약을 복용해야 하는 것 같은데 한약의 부작용은 없나요?

A) 한약은 부작용이 적은 것으로 알려져 있습니다. 부작용이 일어나는 경우는 매우 드뭅니다. 그러나 아주 드물다고 해도 어떤 부작용이 일어나는지를 알아 둘 필

요가 있습니다.

Q) 어떤 부작용이 일어날 수 있는지를 알고 싶습니다.

A) 한 예로 대시호탕에 의한 부작용을 조사해보면, 대시호탕으로 지금까지 약제성 간질성폐렴이 발병한 증례가 전국에 3례 보고되어 있습니다. 모두 다른 약물과 병용한 후 발생한 예입니다. 그 밖에도 드물게 부작용이 일어나는 경우가 있기 때문에 미리 부작용에 대해 알아두는 것이 필요합니다. 복용을 시작했을 때 설사 증상이 생기거나 변이 묽어지는 경우가 있을 수 있습니다만, 대다수의 경우에 금방 적응이 된다고 합니다.

Q) 그러한 부작용을 조기에 발견하려면 어떠한 것에 주의하면 되나요?

A) 우선 약제성 간질성폐렴에 대해 말씀드리자면, 그 징후로 기침, 발열, 운동할 때 숨이 차는 등의 증상이 나타납니다. 이러한 증상은 감기에 걸렸을 때도 보입니다만, 이 3개의 징후가 나타난다면 주치의에게 상담을 해주세요. 기타 부작용에 대해서도 담당 의사의 설명을 듣기 바랍니다

Q) 코골이 치료에 도움되는 한약에는 무엇이 있습니까?

A) 제가 지금까지 활용한 한약을 나열해보겠습니다.

(1) 대시호탕

이 처방은 체격 · 체력 둘다 튼튼한 사람에게 사용합니다. 그 예시를 하나 들어보겠습니다.

• 62세 남성

코골이가 젊었을 때부터 있었다. 14년 전부터 잠들기 어려웠으며, 주간졸음도 나타났다. 약 7년 전부터 이명이 생겼다. 잠이 들어도 얕고 코를 곤다. 코골이가 멈출 때가 있다. 총 수면시간은 4시간 정도로, 항상 머리가 무겁고 휘청하는 듯한 느낌이 든다.

체력은 튼튼하다. 대시호탕을 처방하였다. 대시호탕을 먹기 시작한지 4-5일 후부터 코골이도 점차 사라졌다. 호흡이 멈추는 일도 없어졌다. 수면의 질도 7일 정도 후부터 좋아졌다.

(2) 사역산

체력이 중등도 혹은 그 이상의 사람에게 사용합니다. 그 예시를 들어보겠습니다.

• 44세 남성

아내의 말로는 6년 전부터 맹수처럼 코를 곤다고 한다. 사역산을 처방하였다. 복약한 지 10일 후부터 코골이가 줄어들었으며, 아내의 표현에 의하면 맹수의 코골이에서 작은 동물의 코골이 소리로 바뀌어 별로 신경이 쓰이지 않는 정도로 감소했다고 한다.

이상으로 대시호탕과 사역산을 사용하여 효과가 있던 예를 들어보았는데, 코를 고는 사람의 체력, 체격, 기타 본인의 상태 즉「증(證)」에 따라 다른 한약도 사용할 수 있다고 생각합니다. 한약은 그 사람의「증(證)」과 체질에 따라 어떤 약이 좋을지 결정할 수 있습니다.

Q) 코를 고는 사람 중 수면무호흡증이 있는 사람은 얼마나 있다고 생각하나요?

A) 이에 대해서는 아직 정확하게 대답을 못 드리겠습니다. 그러나 습관적으로 심하게 코를 골아 주위 사람에게 민폐를 끼치는 사람에게는 수면무호흡증이 있을 가능성이 아주 크다고 할 수 있습니다.

Q) 코를 골고 수면무호흡증이 있는 사람은 어떠한 증상이 있는지 알려주십시오.

A) 전신 피로감, 정신적 불안정, 기상할 때 입마름, 두통, 안면과 손발의 붓기, 주간 졸음, 졸음운전, 기억력, 집중력 저하 등의 증상이 있다면 수면무호흡증일 가능성이 있습니다.

## 참고문헌

1) リチャード・M・コールマン, 大熊輝雄訳：午前3時に目がパッチリ. 日経サイエンス, 1988.

2) 古川博史：睡眠時呼吸障害の疫学ー自作携帯型睡眠時呼吸障害検出装置を用いてー. 藤田学園医学会誌 臨時増刊, 12(3)：213-239, 1993.

3) 服部信行, 稲永和豊：漢方薬で改善したいびき患者の心身状態の self assessment について. 筑水会神情報研年報, 15：19-22, 1996.

4) 稲永和豊, 内村直尚, 武藤邦弘ほか：大柴胡湯によるいびきの治療ー多施設共同研究ー漢方診療, 18(5)：122-125, 1999.

5) Yoshiaki Itasaka, Soichiro Miyazaki, Kazuo Ishikawa et al. Intensity of snoring in patients with sleep related breathing disorders. Psychiatry and Clinical Neurosciences, 53: 299-300, 1989.

6) Yuhei Kayukawa, Syuichiro Shirakawa, Toshiji Hayakawa et al. Habitual snoring in an outpatient population in Japan. Psychiatry and Clinical Neurosciences. 54: 385-392, 2000.

7) 小林英喜：鼾に対する柴胡加竜骨牡蛎湯エキス顆粒の使用経験. 漢方診療, 11(7)：10, 1992.

8) 岡田保：睡眠時無呼吸症候群の病態と治療. 神経精神薬理, 18：97-104, 1996.

9) 竹迫賢一, 日吉俊紀：いびきに対する柴胡桂枝湯の治療効果. 日本東洋医学雑誌, 44(1): 31: 1993.

10) 山川浩治, 戸川清, 高崎聡一郎ほか：閉塞性睡眠時呼吸障害およびいびき症の治療とその選択基準. JOHNS, 7: 925-932, 1991.

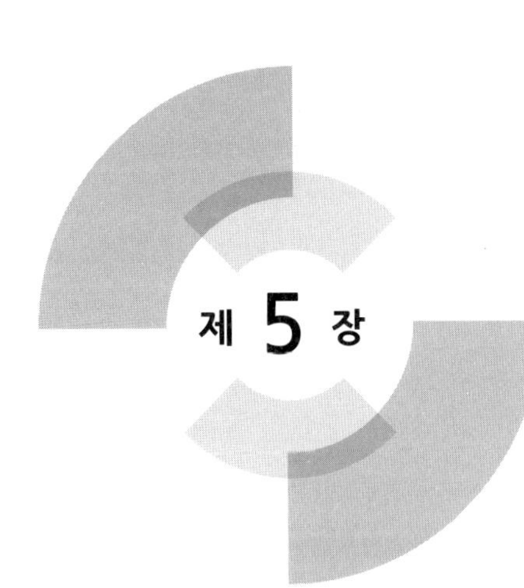


# 수면호흡장애의 한방치료

수면과 관련해 발생하는 호흡장애를 통칭해서 수면호흡장애라고 한다.

## 1 폐쇄성 수면무호흡증후군(Obstructive Sleep Apnea Syndrome, OSAS)

이것은 수면 중 상기도의 폐쇄로 인해 무호흡이 빈번하게 발생하며, 이 때문에 수면이 중단되어 주간졸음을 호소하는 경우가 많은 증후군이다. 그러나 야간에 수면이 중단되는 것을 자각하고 있는 사람은 의외로 적고, 또한 불면증과 주간졸음을 자각하지 못하고 있는 사람도 꽤 있다. 구루메(久留米) 대학의 연구조사에 의하면 주간졸음을 호소하는 사람은 60%이고, 20%가 불면증을 자각하고 있으며, 20%는 불면증도 주간 졸음도 자각하지 못하고 있었다.

주된 증상으로는 심한 코골이, 수면 중 질식감, 숨이 멎을 듯한 호흡, 중도각성, 기상시 권태감 등이 있다. 비만, 짧은 목, 상기도 협소화, 소하악(小下顎), 혹은 하악후퇴증이 보인다. 소아는 구개편도의 비대로 인해서 이 증후군이 나타날 수 있다.

주간졸음은 야간에 수면이 호흡정지로 인해 분단되어 발생하며, 그로 인해 교통사고, 노동재해, 학업, 작업능률의 저하, 기억, 집중력 감퇴, 우울감 등이 생겨 생활의 질이 떨어진다.

또한, 수면 중 저산소혈증에 장기간 노출됨으로써 심장, 순환기계의 합병증(고혈

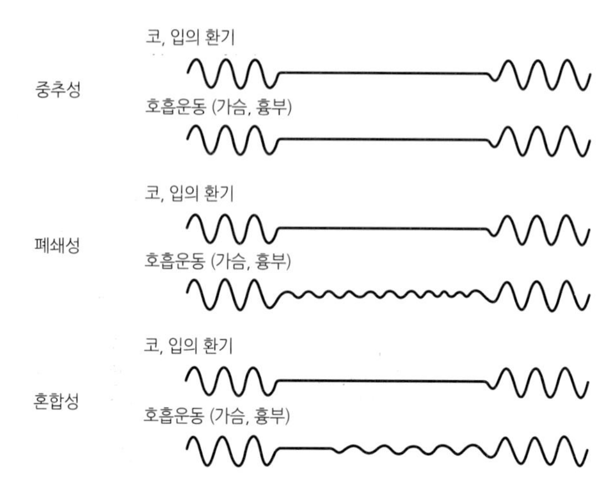


■ **그림 5-1.** 수면무호흡증의 유형 (모식도)
우치야마 마코토(内山 真) : 수면장애의 대응과 치료 가이드라인에서 인용

압, 폐고혈압, 허혈성 심질환, 기타)이 일어난다.

중추신경계의 합병증으로는 저산소뇌증, 뇌혈관장애, 인지장애가 일어날 수 있다.

수면무호흡증은 3종류로 분류할 수 있다. 흉벽과 복벽의 호흡운동은 유지되지만 구비공(口鼻孔) 단계에서 환기가 정지되는 폐쇄형, 구비공 단계에서 환기가 정지됨과 동시에 흉부와 복부의 호흡운동도 멈추는 중추형, 수면무호흡증의 초기는 중추형이지만 나중에 폐쇄형으로 이행하는 혼합형까지 3종류로 분류되고 있다(**그림 5-1**). 이 중 폐쇄형이 가장 많아서 보통 수면무호흡증이라고 하면 이 유형을 말한다. 일반적인 코골이와 다름 없지만 일정시간 동안 목이 막힌 채로 있다. 폐에 공기가 들어가지 않기 때문에 혈중 산소 농도가 낮아진다. 수면무호흡증에서 산소 농도가 낮아지는 양상은 해수면 고도가 0인곳에서 에베레스트산 정상으로 올라갈 때와 비슷하게 낮아진다고 디멘트(William C. Dement)[2]는 말한다. 까딱하면 생명도 위험할 수 있다는 것이

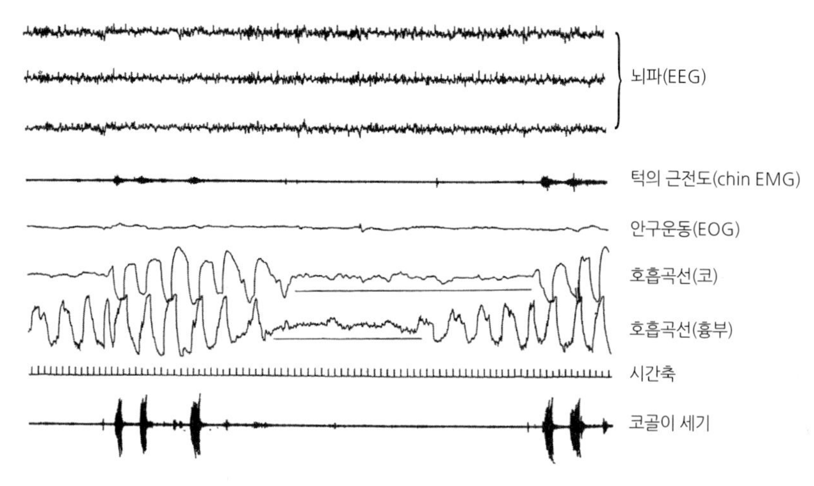


■ **그림 5-2.** 수면다원검사 기록의 한 예시

다.

## 진단

다음 3가지 증상이 있다.

A. 강한 졸음. 환자가 자각하지 않을 수도 있다.

B. 수면 중 호흡정지가 빈번하게 발생

C. 심한 코골이, 눈 떴을 때의 입마름, 아침 기상시 두통

진단을 확정하기 위해서는 수면다원검사가 필요하다. 또한, 방에서 같이 자는 사람에게 환자의 수면 중 코골이 상태에 대한 정보를 수집하는 것이 도움이 된다.

물론 수면다원검사를 하는 것이 가장 바람직하다(수면 전문 클리닉에서 검사를 받을 수 있다). 그림 5-2에 하나의 수면다원검사 기록 예시가 있다.

10초 이상 지속되는 무호흡이 수면 중 1시간 동안 5번 이상, 혹은 7시간의 수면 중 30번 이상 있을 때 병적인 것으로 간주한다. 또한 무호흡에 동반되는 다빈도의 각성반응이나 동맥혈 산소포화도의 저하가 관찰된다. 무호흡이 아니어도 호흡의

진폭이 낮아지고 불충분한 것을 저호흡으로 구분하며, 무호흡-저호흡지수(Apnea-Hypopnea Index, AHI)로 표현한다. 무호흡-저호흡지수(수면 1시간 당 횟수)가 5-15인 경우를 경도, 15-30을 중등도, 30 이상을 중증으로 분류한다.

### 치료

치료의 목표는,

1. 무호흡 증상을 감소 혹은 소실시킨다.
2. 자각증상과 동반증상을 개선한다.
3. 수면의 상태와 질을 개선한다.

치료의 적응증은,

생명의 위험이 있을 경우(무호흡에 의한 현저한 저산소혈증, 위험한 부정맥 등)

치료에 의해 증상과 장기적인 예후의 개선이 기대되는 경우

사회적인 활동에 지장이 생기는 경우(특히나 위험이 예측되는 직업을 가진 사람)

등이 있다.

치료법에는 다음과 같은 치료가 현재 이루어지고 있다.

#### 1) 양생(養生), 생활지도, 기초질환의 치료

비만인 경우에는 표준 체중에 가깝게 만든다. 비만도와 무호흡지수 사이에는 비례관계가 있다. 수면 중에는 측와위 자세로 수면을 취하게 한다. 특정질환(아데노이드, 편도비대증, 점액수종 등)의 치료, 알코올 섭취 제한, 복용 중인 약물 확인(수면진정제, 향정신약, 마약, 남성호르몬제), 점액수종, 갑상선기능저하증, 정상압수두증 등이 있다면 이들 질환을 치료한다.

#### 2) 지속적 비강기도 양압기에 의한 치료(nasal continuous positive airway pressure, N-CPAP)

지속적 비강기도 양압술(N-CPAP)은 가장 많이 사용되는 치료법이다. 비강내로 적절한 양압을 부하하여 효과를 나타내는 치료법이다. 무호흡에 동반되는 임상증상, 저산

**표 5-1 수면무호흡증 조사표**

이름 : ______________ 생년월일 : ______년 ______월 ______일

신장 : ______cm 체중 : ______kg 성별 : 남 · 녀

다음 질문에 응답해주세요.

| | | |
|---|---|---|
| 1. 코를 곤다는 말을 들은 적이 있습니까? | 네 | 아니오 |
| 2. 위를 보면서 누워서 잘 때 코를 더 곤다는 말을 들은 적이 있습니까? | 네 | 아니오 |
| 3. 술을 마셨을 때 코를 더 곤다는 말을 들은 적이 있습니까? | 네 | 아니오 |
| 4. 밤중에 잠들기가 어려울 때가 있습니까? | 네 | 아니오 |
| 5. 자고 있을 때 숨이 멈추거나 숨을 멈춘 것 같다는 말을 들은 적이 있습니까? | 네 | 아니오 |
| 6. 밤중에 숨이 막히는 느낌이 들어서 잠에서 깬 적이 있습니까? | 네 | 아니오 |
| 7. 잠버릇이 나쁘다거나 잘 때 뒤척이는 횟수가 많다는 말을 들은 적이 있습니까? | 네 | 아니오 |
| 8. 잠들기가 어려운 편입니까? | 네 | 아니오 |
| 9. 밤에 자주 깨는 편입니까? | 네 | 아니오 |
| 10. 잠이 얕은 편입니까? | 네 | 아니오 |
| 11. 꿈을 자주 꿉니까? | 네 | 아니오 |
| 12. 이른 아침에 잠에서 깨버리는 일이 있습니까? | 네 | 아니오 |
| 13. 잠에서 깨기 힘듭니까? | 네 | 아니오 |
| 14. 아침 기상시에 두통이 있습니까? | 네 | 아니오 |
| 15. 항상 졸립니까? | 네 | 아니오 |
| 16. 낮에 졸 때도 코를 곤다는 말을 들은 적이 있습니까? | 네 | 아니오 |
| 17. 낮에 졸음 때문에 교통사고를 낸 적이 있습니까? | 네 | 아니오 |
| 18. 일어났을 때 입 안이나 목이 건조합니까? | 네 | 아니오 |
| 19. 밤중에 물을 마시지 않으면 입과 목이 말라서 힘든 적이 있습니까? | 네 | 아니오 |
| 20. 혈압이 높은 편입니까? | 네 | 아니오 |

소혈증, 수면상태와 질적 저하 등을 빠르게 개선하고 장기간의 자택에서 치료를 지속적으로 시행하는 것이 가능하다.

기도내압을 상승시켜 수면 중에 발생하는 상기도허탈을 방지하고, 상기도근군(筋群)에 자극효과가 있다.

N-CPAP를 치료에 도입하는 데 있어서, 치료를 위해서는 야간수면 중에 반드시 일정기간 이상 계속 사용할 필요가 있다고 설명한다. 양압기 사용법에 대해 충분히 설명을 하고 숙지시킨다.

N-CPAP의 부작용으로 사용시 질식감, 코점막의 건조감, 이통(耳痛), 마스크 부적합 등을 호소할 수 있다.

N-CPAP를 전문적으로 다루는 치료기관에서 치료받도록 한다.

### 3) 외과적 치료

최근에 와서야 N-CPAP 등 기타 치료법이 개발되고 보급되었다. 외과적 치료의 적응증에 대해서는 해당 전문의에게 상담한다. 주로 이비인후과에서 외과적 치료가 행해진다.

### 4) 보철적 치과장치

폐쇄성 수면무호흡증 환자는 수면 중에 하악(下顎)이 후퇴하거나 설근침하(舌根沈下)가 일어나기 쉽다.

보철적 하악전방 고정장치(Prosthetic Mandibular Advancement, PMA 또는 Mandibular Advancement Device, MAD)는 CPAP에 비해 가격이 저렴하다. 그러나 중증 무호흡에서는 효과가 충분하지 않다는 의견도 있다.

### 5) 약물요법

폐쇄성 수면무호흡증의 경증이나 혹은 다른 치료법을 거부하는 경우에 약물요법을 시행한다. 아세타졸아미드(다이아막스)나 삼환 계항우울제(클로미프라민, 이미프라민) 등이 쓰인다. 이 중 아세타졸아미드(다이아막스)가 비교적 효과가 있다고 알려져 있다.

**6) 치료목표**

일반적으로 무호흡지수(Apnea Index, AI)가 높을수록 생존율이 낮아지는 것으로 알려져 있다. 그러나 전반적인 생활습관도 생존 예후와 관계가 있기 때문에 금주, 금연, 식이관리, 운동 등을 통해 비만, 고혈압, 당뇨병, 고지혈증을 예방할 수 있도록 노력하는 것이 중요하다.

또한, 수면무호흡증 치료시설에서는 환자에게 충분한 설명, 교육, 상담 및 안내도 필요하다.

## 2 상기도저항증후군(Upper Airway Resistance Syndrome, UARS)

상기도저항증후군은 수면다원검사에서 무호흡이나 저산소혈증이 관찰되지는 않지만, 뇌파에서 수면무호흡증과 동일하게 중도각성이 종종 관찰되고, 정상적인 수면단계 구축이 방해받으며 주간에 심한 졸음을 호소하는 증후군이다. 따라서 주간에 과도한 졸음을 호소하는 환자가 수면무호흡증이나 기면증(narcolepsy)이 아닌 경우, 이 증후군을 의심할 필요가 있다. 상기도저항증후군 환자는 수면 중에 식도내압을 재면 식도내압이 매우 상승되어 있다. 이것은 상기도가 좁아져있다는 것을 나타낸다. 보통은 식도내압의 상승과 함께 상기도가 폐쇄되어 무호흡이 발생하는데, 상기도저항증후군에서는 상기도가 좁아져 저항이 증가해도 무호흡이 발생하지 않고 저산소혈증도 일어나지 않는다. 그러나 뇌파상 중도각성은 폐쇄성 무호흡과 동일하게 나타난다. 이와 함께 깊은 수면도 감소한다. 중도각성이 일어나는 원인은 명확히 밝혀지지는 않았는데, 흉강내압의 증가에 의한 것이라 추측된다.

상기도저항증후군을 진단하기 위해서는 수면다원검사와 식도내압 측정이 필요하다.

심하게 주간졸음을 호소하는 환자는 다음의 세 가지 경우를 의심해 볼 수 있다.

1) 폐쇄성 수면무호흡증후군(Obstructive Sleep Apnea Syndrome, OSAS)

2) 상기도저항증후군(Upper Airway Resistance Syndrome, UARS)

3) 기면증(narcolepsy)

일상적인 임상현장에서는 수면다원검사와 식도내압 측정 등의 검사가 매번 이루이지기 힘들다. 그러나 주간에 심하게 졸리는 증상이 있을 때는 이들의 감별진단이 필요하다는 점을 기억해야 한다. 임상 증상 만으로는 상기도저항증후군과 폐쇄성 수면무호흡증후군을 감별하기는 어렵다.

상기도저항증후군과 폐쇄성 수면무호흡증, 두 경우 모두 전신 권태감, 입마름, 기상시 두통, 머리가 무거운 느낌, 야간 빈뇨가 나타날 수 있다. 이 때문에 환자의 호소 양상이 매우 비슷하다. 수면다원검사로 무호흡-저호흡지수(AHI)가 5 이상이면 폐쇄성 수면무호흡증으로 진단할 수 있고, 무호흡-저호흡지수가 5 이하이고 중도각성이 종종 나타난다면 상기도저항증후군으로 진단한다.

식도내압 측정이나 다중수면 잠복기검사(Multiple Sleep Latency Test, MSLT)는 일반적으로 시행하지 않기 때문에, 상기도저항증후군으로 진단하기 위해서는 다음과 같은 조건을 충족하도록 한다.[1]

① 엡워스 주간졸림증 척도(Epworth sleepiness scale, ESS) > 10

② 무호흡-저호흡지수(AHI) < 5

③ 중도각성이 빈번히 일어남

④ 수면 중 $SaO_2 > 90\%$

이 경우는 지속적 비강기도 양압술(N-CPAP)이 가장 효과적인 치료법이라 할 수 있다.

상기도저항증후군 치료에 관해서 저자는 경험이 미천해서(과거 코골이가 심한 환자 속에서 몇 명정도 있었을 가능성은 있다) 앞으로 연구와 임상에서 진전을 바라고 있다. 스기타(杉田) 등[10]은 상기도저항증후군에서 동반하는 비정상적인 식도음압으로 밤에 빈번하게 미세각성과 각성반응을 보이는 증례에 대해, 미세각성과 주간졸음과의 관련성에 대해 보고하고 있다. 야마기(山城) 등[13]도 상기도저항증후군에 대해서 호흡이상과 관련된 각성반응의 지표적 유용싱에 대해 검토하고 있다.

야마기 등[13]은 수면호흡장애의 진단에 있어서 각성(arousal)의 중요성에 대해 보고하였다. 무호흡-저호흡지수(AHI)가 활용되는데, AHI가 높을수록 각성반응은 증가하고, 주간졸음도 심화된다고 한다. 즉, 상기도저항증후군을 포함하여 수면호흡장애를 진단하는 검사지표로 각성반응을 주목하고 그 유용성에 대해 AHI와 비교 검토하였다.

코골이, 주간졸음, 야간 호흡정지 등을 주로 호소하며 내원한 폐쇄성 수면무호흡증후군이 의심되는 환자 40명(남성 38명, 여성 2명, 49.1±12.5세, 평균 BMI 27.7±4.8 kg/$m^2$)에 대해 수면다원검사를 시행하였다.

10초 이상의 기류정지를 무호흡(apnea), 10초 이상 지속을 기준으로 50% 이하의 기류저하를 저호흡(hypopnea)으로 정의하였다. 1시간 당 무호흡, 저호흡 수를 AHI로 산출하였다. 1시간에 $SpO_2$가 기준치의 4% 이상 저하한 횟수를 저산소지수 혹은 불포화도 지수(desaturation index, DI)로 하였다. 각성반응은 미국수면학회의 기준을 바탕으로, 3-15초 지속되는 α파의 출현 혹은 뇌파의 주파수 증가로 하였다. 호흡이상 관련 각성반응(B-Ar)은, 무호흡, 저환기, 4% 이상의 $SpO_2$ 저하, 코골이 소리를 동반하는 각성반응으로 하여, 1시간당 B-Ar수를 B-ArI로 하였다. 무호흡-저호흡지수가 10 이상인 것을 폐쇄성 수면무호흡증후군, 무호흡-저호흡지수가 10이하여도 B-ArI가 10 이상인 것을 상기도저항증후군으로 하였다.

40개의 증례 중 무호흡-저호흡지수가 10 이상으로 폐쇄성 수면무호흡증후군으로 판정받은 사람은 32명이었으며, 무호흡-저호흡지수는 10 이하이나 B-ArI가 10 이상으로 상기도저항증후군으로 판정받은 사람이 8명이었다. 모든 환자군에서 무호흡-저호흡지수와 B-ArI, 저산소지수와 B-ArI는 각각 상당한 연관이 있었다. 여기서의 결과는 B-ArI가 무호흡-저호흡지수가 낮은 경우에 호흡이상 검출에 더욱 예민하다는 가능성을 시사하였다.

## 3 중추성 수면무호흡증

수면 중에 호흡운동의 정지 혹은 감소가 일어나며 통상 산소포화도의 저하를 동반한다. 증상으로는 중도각성을 주로 호소하는 일이 많으나, 주간에 심하게 졸음(daytime sleepiness)이 올 수 있다. 질식감을 나타나는 경우가 있고 주간 동안 권태감과 신체적 피로를 느낀다.

우울함, 정력 감퇴, 발기부진 등도 호소한다. 또한, 역시 코골이를 호소하며 진료를 받기도 한다.

중추성 수면무호흡증만 단독으로 일어나는 일은 비교적 적으며, 폐쇄성 수면무호흡증과 함께 일어나는 일이 많다.

고지에 올라가면 중추성 수면무호흡증이 일어날 수 있다. 높은 산을 등산하거나 고지에서 스키를 탈 때, 처음 며칠 동안 수면을 취할 때에 일어날 수 있다. 다음과 같은 증상이 있다면 이 질환이 의심된다.

1) 불면증(중도각성이 많다)과 주간의 과도한 졸음. 그러나 전혀 자각증상이 없는 경우도 있다
2) 수면 중에 빈번히 호흡이 얕아지거나 멈추거나 한다
3) 다음과 같은 증상이 보이는 경우가 있다.
   수면 중 가쁜 숨 헐떡거림, 신음소리, 질식감
   수면 중에 종종 강한 신체움직임(体動)이 있다
   수면 중에 청색증이 나타난다

중추성 수면무호흡증의 감별 진단은 수면다원검사로 한다. 이 검사에서 흉복부의 호흡운동과 코와 입에서의 기류 환기, 양쪽 모두가 동시에 10초 이상 정지하는 것이 관찰된다.

### 치료

중추성 수면무호흡증은 폐쇄성 수면무호흡증과 비교해서 산소포화도($SpO_2$)의 저하

가 심하지 않다. 또한, 순환기계 합병증이 적다. 무호흡 횟수가 많고, 불면증이나 과다 한 수면의 자각증상이 있는 증례에서는 치료가 필요하다. CPAP(continuous positive airway pressure)와 약물요법으로는 아세다졸아미드(다이아막스/다이아목스) 250-500 mg, 혹은 클로미프라민(아나프라닐) 10-25 mg을 사용한다.

주간졸음에 인삼을 포함한 한약이 효과가 있었던 개인적인 증례가 있다.

## 4 수면무호흡증의 한방치료

예로부터 한방의학에서는 「증(證)」을 중시한다. 이전부터 대시호탕(大柴胡湯)은 고혈압, 간기능장애, 기타 증상에 효과가 있다는 기록이 남아있다. 기록으로 보면 대시호탕은 비교적 체력이 있고 변비 경향이며, 상복부가 긴장되어 당기고 어깨가 결리는 증상 등이 있는 사람에게 사용된다. 이와 같은 사람들은 한방에서는 「실증(實證)」에 속하는 사람들이다.

수면제로는 졸음이 개선되지 않는 실증인 사람에게 대시호탕을 사용한 결과, 얼마되지 않아 바로 수면의 질이 좋아지고 밤에 심하던 코골이도 현저히 감소하였다.[5]

한약의 효과를 경험하기 전에는 대시호탕이 수면을 좋게 하고 코골이를 억제한다는 것을 생각지도 못했다. '코골이가 억제된다면 수면무호흡증에도 마찬가지로 효과가 있는 것은 아닐까?'라는 생각이 들었다. 자고 있는 사이에 몇 번씩이나 호흡이 멈추는 수면무호흡증은 무섭고 위험한 질환이다.

스탠포드 대학교의 디멘트(William C. Dement)는 이 수면무호흡증을 「숨겨진 살인청부업자」라고 표현했다. 사람이 잠들어 있는 사이에 점점 수명을 단축시키는 것이다.[2]

저자도 지금까지 수면무호흡증을 가진 사람들을 꽤 많이 접해왔지만, 당사자들은 숨겨진 살인청부업자가 밤마다 자신의 몸에 들어가 있다는 것을 눈치채지 못한다. 잠이 들면 목의 근육들이 느슨해지고 아래로 쳐져있기가 쉽다. 이로 인해 공기 흐름이 방해받고 그러한 저항을 이겨내기 위해서 잠에서 깨게 된다. 자세히 살펴보면 증상이 심할 때는 60초 정도 호흡이 멈추는데, 이 때 폐에 공기가 들어가지 않게 된다. 그러면 혈액 중 산소가 줄어 이산화탄소 농도가 상승한다. 뇌는 산소가 없으면 정상적으로 기능할 수 없기 때문에 위험을 느끼고 잠에서 깨게 된다. 잠에서 깨면 목이나 혀의 근육이 긴장해서 호흡이 돌아온다. 그러나 잠에서 깬다고 해도 짧은 시간 동안이어서 본인은 깬 사실을 기억하지 못한다. 다시 잠이 들고 조금 지난 후에 반복해서 무호흡이 시작된다. 이러한 일이 하룻밤에 수백번씩 반복해 일어나도 당사자들은 이를 일아채지 못한다. 본인이 깨닫지 못하는 짧은 시긴 동인 수백번 잠에서 깼이도 이무렇지도 않게 태연하게 있는 것이다. 무호흡증을 가진 사람에게 물었을 때, 본인의 수면이 방해받고 있다고 자각하고 있는 사람이 의외로 적다는 사실에 무척 놀랐다.

그러나 잠든 동안의 이러한 변화는 아침에 눈을 뜬 후에 간접적인 형태로 자각하게 된다. 아침에 일어났을 때 무언가 개운하지 않고, 특히 오전 중에 기분이 좋지않다. 기상시에 입이 말라서 물을 몇 잔씩 마신다. 목도 아프다. 주간에는 졸음이 쏟아진다. 특히 회의 중에 참을 수 없을 정도로 졸리다. 무기력하고 아무것도 하고 싶지 않다. 현재 사회 전반적으로 증가하고 있는 우울증으로 진단 받고 우울증약을 처방받았지만 그걸로는 전혀 좋아지질 않는다.

저자가 진찰했던 30대 남성은 처음 두 번은 우울증약으로 호전되었으나, 세 번째로 안 좋아졌을 때에는 우울증약에 전혀 반응이 없었다. 체중이 증가한 탓에 수면무호흡증도 생기기 시작했던 것이다. 한약으로 수면무호흡증을 치료하여 증상이 말끔히 사라진 증례를 소개하겠다.

## 5 폐쇄성 수면무호흡후군의 한방치료

● 증례 1 : 73세 남성

코골이가 심하고 가끔 호흡이 멈춘다며 X년 10월 13일 초진. 젊었을 때부터 코골이가 심했다. 고혈압 때문에 5-6년 전부터 강압제를 복용하고 있다. 젊었을 때부터 통풍이 있었는데 올해 5월에 일시적으로 증상이 심해져 치료를 받고있으며, 현재 요산(uric acid) 수치는 정상이다. 젊었을 때부터 코골이가 심한 편으로, 25세에 결혼했을 당시부터 아내도 알고 있었다. 그 이후 50년 가까이 코골이가 계속되고 멈춘 적이 없었다. 음주했을 때에는 특히 심했다. 코골이 소리가 들리지 않는 상태가 수초 내지 10초간 계속될 때가 있는데, 마침 아내가 목격하여 몸을 흔들어주면 다시 코를 골기 시작한다. 본인은 전혀 호흡이 멈추는 것을 못 느낀다고 한다.

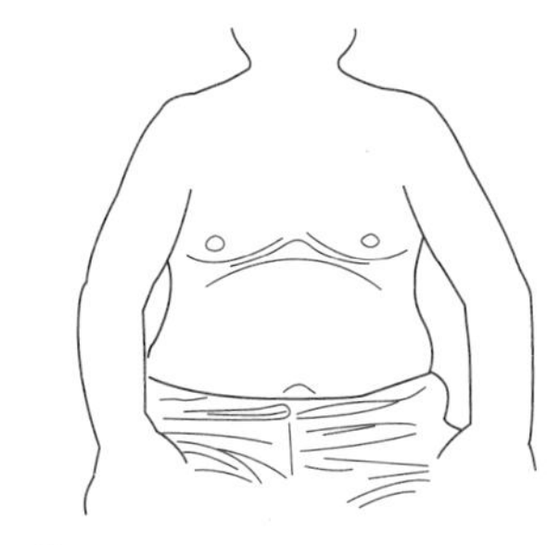

■ **그림 5-3.** 비만의 예

현재 수면상태는 잠자리에 10시에 누워 10시반부터 11시 사이에 잠이 든다. 1시쯤부터 가끔씩 잠에서 깨고 대략 4시 이전에는 다시 잠들며, 5시 반부터 6시정도에 눈을 뜬다. 본인이 생각하기에는 4-5시간은 잔다고 한다. 꿈도 꾼다. 낮에는 졸려서 점심식사 후 2시간 정도를 잔다. 낮잠과 밤잠을 합해서 6-7시간은 잔다고 한다. 체중은 89 kg, 신장은 168 cm로 얼굴은 약간 붉고 살집이 있으며 튼실한 체격이다. 목소리는 크고 배가 나온 체형으로 명백한 실증이라고 생각했다. 혈액검사는 모두 정상범위였으며 요산 수치도 7.1 mg/dl로 정상이었다. 순환기내과 전문의의 진찰로는 부정맥도 없고, 관상동맥 이상도 의심되지 않는다고 하였다(10월 25일). 대시호탕 7.5 g을 하루 3회에 나누어 매 식사전에 복용시켰다.

10월 27일 : 대시호탕을 먹기 시작한지 이틀 째부터 코골이 소리가 작아지고 3일째부터 코골이가 멈추는 호흡정지가 없어졌다고 아내가 말했다. 본인도 몸이 가벼워졌고, 5-6년전부터 느꼈던 부은 느낌이 없어졌으며, 특히 손 끝이 심하게 붓는 느낌이 있었는데 이제 다시 피부주름이 보인다고 한다.

11시에 잠들어 1-2시에 깨고, 이 때부터 한시간 이내에 다시 잠들어서 5시반부터 6시 사이에 눈을 뜨고, 더구나 숙면을 취한 느낌이고 꿈도 꾸지 않고 개운하다고 한다. 낮잠도 전혀 안 자게 되었고, 머리가 상쾌한 느낌이라고 한다. 당사자뿐만 아니라 아내도 50년 가까이 계속된 코골이가 사라진 것이 놀랍다고 한다.

11월 10일 현재, 동일한 상태가 지속되고 있다. 코골이도 없어진 상태이다.

◎ 오랫동안 지속되어 왔던 심한 코골이와 긴 낮잠, 분절되었던 야간수면이 대시호탕으로 호전되었다. 대시호탕의 수면무호흡증 억제효과를 처음으로 발견했던 증례이다. 이 예시에서는 수면다원검사는 실시하지 않았으나 임상증상을 고려했을 때 충분히 수면무호흡증으로 진단할 수 있는 증례였다.

● 증례 2 : 76세 남성

X년 11월 27일 초진. 코골이는 30년 전부터 있었다. 음주한 후나 피곤할 때 더욱 증상이 심해진다. 수면 중 호흡이 멈추는 것도 20년 전부터 아내가 알고 있었다. 4-5년 전, 차를 운전하는 중에 눈 앞이 깜깜해지고 흐릿해지면서 가까운지 먼 지도 알 수 없게 되었다. 1년동안 이와 같은 증상이 2-3차례 더 있었고 이런 일들이 신경쓰이기 시작했다. 잠드는 데는 문제없이 빠르게 잠들며, 수면은 7시간 정도 취하고 있었다. 밤중에 깨는 일이 3-5회 있다. 허리가 차갑게 느껴지면 잠에서 깬다. 호흡이 멈추는 듯한 느낌은 못 느낀다. 기상했을 때의 컨디션이나 기분도 나쁘지 않다. 입마름이나 목마름은 없다. 왼쪽 어깨가 결린다. 허리 통증도 있다. 아플 때는 3-4일 지속된다. 신장 160 cm에 체중 59 kg이다. 과거에 통풍이 있었던 적도 있다. 대학병원에서 검사를 받고, 수면 중 무호흡이 10초간 지속됐다고 들었다. 대학에서 본원을 소개하여 내원하였다. 바로 첫번째(11/27) 수면무호흡검사를 실시하였다(표 5-2).

현재 음주량은 반주로 하는 180 cc(1合) 정도이다. 책임감이 강하고 일은 철저하게 하는 편이다. 평소 자신의 건강에 신경을 쓰고 있고, 그 후 검사도 자발적으로 받았다.

12월 2일부터 대시호탕과 사역산을 2주간 교차로 복용하였다. 이 후에도 계속 정확하게 복용하고 있다. 그 사이에 시행한 검사결과를 보면 무호흡증이 점차 개선되고 있다(표 5-2).

**표 5-2.** 수면무호흡증 검사결과

| 검사일 | | 총수면시간 (sec) | 총무호흡시간 (sec) | 최장 무호흡시간 (sec) | 평균 무호흡시간 (sec) | 무호흡 횟수 | 무호흡지수 (횟수/hr) |
|---|---|---|---|---|---|---|---|
| X년/11/27 | 코 | 8:25 | 5656 | 161 | 22.2 | 255 | 30.3 |
| | 복부 | | 236 | 20 | 13.1 | 18 | 2.2 |
| X+1/1/11 | 코 | 8:50 | 868 | 36 | 16.1 | 54 | 6.2 |
| | 복부 | | 234 | 16 | 12.3 | 19 | 2.2 |
| X+1/3/15 | 코 | 9:10 | 1254 | 61 | 20.9 | 60 | 6.6 |
| | 복부 | | 125 | 27 | 13.9 | 9 | 1 |
| X+1/4/26 | 코 | 7:55 | 655 | 69 | 16 | 41 | 5.2 |
| | 복부 | | 80 | 16 | 11.4 | 7 | 0.9 |
| X+1/11/10 | 코 | 9:37 | 420 | 36 | 14.5 | 29 | 3.1 |
| | 복부 | | 524 | 33 | 13.4 | 39 | 4.1 |

외래로 통원 할 때의 상태는 아래에서 서술하는 바와 같다.

12월 14일 : 가족 보고에 따르면 환자의 코골이가 덜해졌다고 한다. 주간졸음은 아직 있다. 약간 변이 묽어졌다.

X+1년 1월 11일 : 가족은 더 이상 코골이에 신경쓰지 않게 되었다. 대시호탕과 사역산의 효과 차이를 환자는 알아채지 못하고 있다.

7월 21일 : 술을 마시면 코를 골지만 술 마시지 않을 때는 코를 거의 골지 않는다. 운전 중에 흐릿해지는 일도 전혀 일어나지 않았다. 잠도 잘 잔다. 수면 중 1-2회 눈이 떠져도 금방 잠이 든다.

8월 18일 : 대시호탕보다 사역산이 복용하기 편하다고 한다.

10월 18일 : 대시호탕보다 시호가용골모려탕이 좋다고 느낀다.

12월 15일 : 별무이상으로 상태와 경과가 순조롭다.
X+1년 1월부터 4월에 걸쳐서 특별한 변화는 없다.

◎ 이 환자는 착실하게 치료를 받고 검사에도 협조적이었다. 한약치료를 통해 수면무호흡증에 뚜렷한 개선 효과가 나타났다.

● 증례 3 : 63세 여성

X년 3월 9일 초진. 현재 청소부로 일을 하고 있으나 점심시간에 직장에서 코를 골며 잔다고 한다. 주간졸음이 심해서 어떻게든 점심시간에 자야 졸음이 풀린다고 한다. 신체적으로 불편한 데가 많아서 정형외과 외에 4개 진료과에 다니면서 10종류 정도 되는 약을 복용하고 있음에도 효과는 거의 없다고 한다. 환자는 이제 아이들도 다 키워서 혼자서 편히 쉬고 싶은 마음이라고 한다. 약간 피로감이 있는 인상이었다. 27세에 남편과 사별. 아이 셋을 자력으로 키웠다. 현재 체중은 70 kg, 신장 150 cm로 심한 비만이다.

초진 때부터 대시호탕 엑스과립 7.5 g/일을 복용하기 시작했다. 며칠 후부터 잠이 깊어지고 기분이 편안해졌으며 초조한 기분이나 짜증이 사라졌다. 주간졸음 증상도 사라졌다. 주위에 사람이 있는 것도 예전과 다르게 귀찮다고 느껴지지 않게 되었다. 1개월 후에는 노래방도 가고 싶은 기분도 되고, 직장에서 낮잠 자는 일도 없어졌다. 그 후로도 컨디션이 좋아지고 머리가 상쾌해졌다. 잠도 깊어지고 짜증도 나지 않아서 다른 사람과 온화하게 말할 수 있게 되었다. 코골이도 상당히 좋아졌다고 가족들도 인정하고 있다. 대시호탕을 3일 정도 복용하지 않으면 다시 머리가 무거워지고 회전도 둔해지게 된다.

4월 21일 : 역시 머리는 개운하다. 잘 자고 있다. 사람과 온화하게 말할 수 있다. 짜증도 내지 않게 되었다. 음울하고 귀찮다는 느낌도 사라졌다. 체중은 67kg으로 줄었다.

5월 19일 : 모두가 얼굴살이 빠졌다고 한다. 예전에는 노래방을 가면 시끄럽게 머리가 울려서 가기 싫었는데 이젠 노래방에 가고 싶어진다. 눈꺼풀 붓기가 빠졌다고 느껴진다.

6월 30일 : 밤에도 잘 잔다. 5시간 반 정도 자면서 코골이는 줄었다. 마음이 편안해져서 즐겁다. 가족과 함께 있는 것도 성가시다고 느끼지 않게 되었다.

8월 3일 : 이 환자의 지인이 내게 외래 진료를 받았는데, 이 환자가 치료 받기 시작한 후로 사람이 변한 것 같다고 한다. 예전에는 푸념이나 불평, 불만도 많았지만 지금은 전혀 없다고 한다. 제3자가 봐도 이 환자가 상당히 좋게 개선된 것을 알 수 있었다.

◎ 정신적 피로감, 신체적인 호소도 없어지고 전체적으로 기분까지 좋아졌던 증례였다. 이 증례는 수면무호흡증에 대시호탕이 뚜렷한 효과가 있다는 것을 보여준다.

● 증례 4 : 70세 여성

60세쯤부터 기관지천식으로 M병원에 통원치료를 받기 시작했다. 이 사이에 고혈압, 당뇨병, 기관지천식으로 입원한 적이 있다. X년 4월부터 권태감, 불면증, 하지 떨림이 나타나 M병원에서 5월부터 6월까지 입원했었다. 병명은 노년기 우울증이다. 7월 7일 A병원으로 옮겼다. 천식 때문에 산소흡입 치료와 당뇨병 치료를 받았다. 그런데 불면증도 호소하며 숙면한 느낌도 없었다. 기상시에도 개운하지 않고 수면이 부족하다고 느낀다. 그 당시 M병원의 처방을 그대로 사용하고 있었다.

로라제팜 3 mg, 아미트립틸린 60 mg, 설피리드(곰마틸) 150 mg, 에티졸람(데파스) 1 mg, 브로티졸람(렌돌민) 0.25 mg, 에스타졸람(유로진) 1 mg, 그 외에는 트리아졸람(할시온) 0.125 mg, 알프라졸람(자낙스) 0.8 mg도 사용하고 있다.

밤중에 코를 골며 잔다. 젊었을 때부터 비만이었다. 또한 자면서 호흡이 멈추는 일이 있었다고 해서 9월 1일부터 사역산 7.5 g/일을 복용하기 시작했다. 9월 8일에는 코골이도 줄어들었다. 9월 22일 진료시 코골이 및 무호흡도 감소했지만 완전히 사라졌는지는 확실하지 않다.

9월 22일 : 사용중인 약의 복용량을 줄인다.

설피리드(곰마틸) 150 mg → 100 mg
로라제팜 3 mg → 2 mg
아미트립틸린 60 mg → 40 mg
에티졸람(데파스) 1 mg → 0.5 mg

브로티졸람(렌돌민), 에스타졸람(유로진)은 그대로 유지.

9월 26일 : 코골이는 거의 사라졌다. 불면증 호소도 사라졌다. 사역산은 계속해서 처방하고 있다.

9월 29일 : 에티졸람(데파스), 로라제팜, 설피리드(곰마틸)는 중지한다. 아미트립틸린, 브로티졸람(렌돌민), 에스타졸람(유로진), 사역산은 그대로 사용.

10월 6일 : 수면상태는 좋다. 코골이도 없다. 브로티졸람(렌돌민) 중지. 아미트립틸린, 에스타졸람(유로진), 사역산은 그대로 사용을 유지한다.

10월 26일 : 수면 중 숨막히는 증상이 없어졌다. 수면상태가 안정되고 있다.

12월 21일 : 창밖 나무에 호랑이와 뱀과 개가 있다고 말하기 시작했다. 나뭇가지에 뱀이 말려있다고 한다. 밤에는 보이지 않고 날이 밝아져서 낮이 되면 보인다고 한다. 의식장애는 없다.

12월 22일 : 아미트립틸린 30 mg을 중지하고, 티아프리드 75 mg, 사역산, 에스타졸람(유로진) 1 mg을 처방한다.

12월 29일 :「뱀이 있다」며 창밖을 가리킨다. 그러나 특별히 뱀이 있는 것을 걱정하는 듯한 모습은 없다. 티아프리드, 사역산, 에스타졸람(유로진) 만으로도 잘 잔다.

X+1년 1월 5일 : 뱀과 호랑이의 수가 줄었다고 한다. 처방은 동일.

1월 12일 : 낮에는 역시 동물들이 보인다. 예전보다 보이는 동물의 수가 줄었다. 대나무 숲에 뱀이 둘둘 말려있다. 수는 조금밖에 줄지 않았다. 사역산을 중지하고 대시호탕으로 바꿨다. 티아프리드, 에스타졸람(유로진)은 계속 사용한다. CT에서 특별한 뇌의 기질적병변은 보이지 않았다.

1월 16일 : 뱀과 호랑이의 수가 줄었다. 잠도 잘 잔다. 코골이도 없다.

1월 26일 : 나오는 동물의 수가 줄었다.

2월 1일 : 호랑이도 뱀도 매우 드물게 보인다.

2월 6일 : 거의 안 보인다.

2월 9일 : 환각은 완전히 사라졌다. 본인이 이제 안심했다고 한다. 그 동안 보일리 없다고 생각하면서도 동물이 보였다고 한다.

◎ 이 증례에 대해서 말해보면, 처음에 다른 병원에서 받았던 처방전 내용을 보고 약의 종류와 양이 많다고 생각했다. 비만도 있고 코도 골아서, 수면무호흡증일 수

있는 가능성도 생각했다. 즉시 사용 약물을 정리하고 양을 줄였다. 코골이는 약물 정리 및 감량으로 인해 감소했다. 하지만 동물의 환각이 보이기 시작했고, 이것은 약물의 감량에 의한 것이라고 생각했다. 그러나 그것도 시간이 지나면서 점차 보이지 않게 되었다. 노인은 향정신약물 종류와 양이 많으면 수면무호흡증이 발생할 위험이 있다고 생각한다. 특히 비만이 있는 사람은 주의할 필요가 있다.

이 증례에서 나타난 것처럼 여러 종류의 약을 병용하는 것은 노인에게 수면무호흡증을 일으킬 위험이 있다. 초진시 사용중인 약물에 대해 검토하는 것이 중요하다.

● 증례 5 : 78세 남성

X년 6월 21일 : 대학병원에서 소개받았다. 올해 3월부터 잠을 자기 힘들어 술을 약간 마시고 잤다. 이 후 대학병원에 다니면서 수면제를 복용하고 있으나 별 효과 없이 자다가도 몇 번씩이나 잠에서 깨게 된다. 하루종일 멍하게 있을 때가 많다. 5월에 대학병원에서 수면다원검사를 하고, 그 결과를 가지고 본원에 내원하도록 소개를 받았다. 식욕도 떨어지고 약 5 kg 체중이 감소하였다. 이전에는 운전 중에 졸음이 왔었으나 현재는 그렇게 졸음이 오지는 않는다.

밤에 3-4시간은 잔다고 생각하나 숙면을 한 느낌은 없다. 잠드는 것도 잘 되지 않고 겨우 잠이 들어도 오전 2시나 3시쯤에 눈이 떠진다. 혈압, 심전도 등 여러 검사를 했으나 이상은 없었다. 아내와 각방을 쓰고 있어 코골이 상태는 불분명하나 예전부터 코를 골고 있었다.

30년 전 옥상에서 떨어져서 등을 다쳤었다. 10년 전쯤 척추협착증이라 진단받은 적이 있다.

수면다원검사 결과로부터 폐쇄성 수면무호흡증이라 판단하고 한약치료를 하기로 하였다.

처방 : 대시호탕 7.5 g/일 3×매 식사 전

7월 12일 : 11시에 잠이 들어 3시에 눈이 떠졌다. 잠들기가 여전히 불편했지만,

대시호탕을 복용하기 시작하고부터 조금 좋아졌다. 주간졸음은 없다. 오른쪽 귀에 난청이 있다. 기립성 저혈압 기미가 있다고 이비인후과에서 말했다고 한다.

처방 : 동일

7월 26일 : 자고 있을 때 코골이가 예전처럼 심해지진 않는다고 한다. 브로티졸람(렌돌민)을 0.25-0.5 mg 복용하으면 잠을 잘 잔다. 11시에 잠들고 오전 3-4시쯤 깬다.

처방 : 동일

대시호탕을 2주간 복용한 후 시호가용골모려탕을 7.5 g/일 3×매 식사 전에 2주간 복용하기로 하였다.

8월 9일 : 아내 말에 의하면, 이전보다 건망증도 좋아지고 눈에도 전보다 생기가 있어졌다고 한다. 아내는 다른 방에서 자기 때문에 수면 중의 상태는 잘 모른다.

8월 23일 : 위장 상태가 좋아졌다고 한다. 수면은 5시간 정도이며 예전보다 기분이 상쾌하다고 한다.

처방 : 대시호탕 7.5 g/일 3×매 식사 전, 2주간

대시호탕 복용 후 사역산 7.5 g/일 3×매 식사 전, 2주간 복용

9월 20일 : 이비인후과에서 기립성 저혈압의 유무를 검사해보았지만 정상이었다. 11시 반에 잠들어 3시쯤 중도각성으로 깬다. 3시 이후에는 어떤 때는 자기도 하고 어떤 때는 못자기도 한다. 한약을 복용한 후로 기상할 때 상쾌한 기분으로 피로도 풀리게 되었다. 일상생활 중 만사를 귀찮아 하던 기분도 사라졌다. 아내에 의하면 등을 구부리고 웅크려서 걷던 걸음걸이도 점차 좋아졌다고 한다.

처방 : (1) 대시호탕 7.5 g/일 3×매 식사 전
(2) 사역산 7.5 g/일 3×매 식사 전

(1)을 2주 복용하고 (2)를 2주 복용한다.

| | | | |
|---|---|---|---|
| (3) | 브로티졸람(렌돌민) | 0.25 mg | |
| | 탈리펙솔(도민) | 0.2 mg | 1×취침 전 |

10월 18일 : 탈리펙솔(도민)을 추가한 후로 11시 반에서 5시까지 계속 잔다. 전처럼 3시쯤 눈이 떠지는 일은 없어졌다. 걷는 것도 등을 구부리고 걸었으나, 똑바른 자세로 걷게 되었다고 아내가 말했다. 식욕이 생기기 시작했다. 기상할 때의 기분은 상쾌하다.

전의 처방에서 탈리펙솔(도민) 만 0.4 g으로 늘린다.

11월 15일 : 체중이 늘었다(63 kg). 한약과 도민을 병용해서 그런지 몸 상태가 좋다. 주간졸음도 없고, 입마름도 없다. 11시에 잠이 들어 6시간 정도 계속해서 잘 수 있다. 식욕은 보통이다.

| | | | | |
|---|---|---|---|---|
| 처방 : | (1) | 대시호탕 | 7.5 g | 3×매 식사 전 |
| | (2) | 탈리펙솔(도민) | 0.4 mg | |
| | | 브로티졸람(렌돌민) | 0.25 mg | 1×취침 전 |

12월 13일 : 탈리펙솔(도민)은 취침 1시간 전, 브로티졸람(렌돌민)은 30분전에 복용한다.

| | | | |
|---|---|---|---|
| 처방 : | 탈리펙솔(도민) | 0.2 mg | |
| | 브로티졸람(렌돌민) | 0.25 mg | 1×취침 전 |

X+1년 1월 11일 : 예전보다 전반적인 상태가 좋다. 걸음걸이도 전보다 가볍다. 탈리펙솔(도민)과 브로티졸람(렌돌민)으로 5시간 이상 잔다.

2월 8일 : 걷기 운동을 시작한 후로 다리가 저린 증상이 좋아졌다. 5-6시간 잔다.

주간졸음이 없어졌다. 예전에는 낮에 졸리면 껌을 씹거나 했다. 지금은 운전해도 졸리지 않다.

처방 : 탈리펙솔(도민) 0.4 mg
브로티졸람(렌돌민) 0.25 mg 1×취침 전

3월 8일 : 6-7시간 잔다. 주간졸음이 없어진 채로 유지된다. 운전 중 졸린 것도 없다. 입마름도 없고 식욕은 나고 있다.

◎ 이 증례에서는 수면다원검사 결과 수면무호흡이 개선되었다고 나타났다. 탈리펙솔(도민)은 파킨슨병의 치료에 쓰이는 약물이다.

카베르골린(cabergoline)도 효과가 있다. 카베르골린(카버락틴, 도스티넥스)을 시도해볼 수도 있다.

탈리펙솔(도민)과 카베르골린 혹은 페르골라이드(pergolide) 같은 도파민 효능제(dopamine agonist)는 현재 파킨슨병에 사용되고 있는데, 수면무호흡증에도 효과가 있다는 것이 알려졌다.

한약과 이러한 도파민 효능제 중 어느 것을 사용할지는 이후의 약물 각각의 유용성과 부작용에 의해 결정할 수 있을 것이다.

### 《대시호탕과 사역산을 교대로 사용한 증례》

● 증례 6 : 48세 여성

신장 151 cm, 체중 78 kg. 아이는 3명. 둘째 아이를 낳은 30세쯤부터 비만이 되었다고 한다. 초진은 X년 6월 30일.

약 10년 전부터 코골이가 심해지고, 2년 전부터 남편이 곁에서 잠들 수 없을 정도로 심해졌다. 잠은 빨리 들지만 문제의 코골이는 잠든 직후부터 시작된다. 6시간 정도 자고 본인 스스로 숙면하고 있다고 생각한다.

아침에 일어나면 가끔씩 두통이 있다. 또한, 주간졸음이 있는데 정오 전과 오후 2

시쯤에 가장 졸리다. 껌을 씹거나 사탕을 먹으면서 졸음을 해소한다. 꿈은 가끔 꾼다. 아이들은 '부모님 둘다 코골이로 합창을 한다'고 말한다. 환자의 부모도 코를 골았었으며 특히 아버지가 심한 편이었는데 66세에 뇌경색으로 사망하였다. 환자의 코골이는 아버지보다 심한 탓에 걱정하고 있다.

피부가 하얗고 심한 비만이다. 턱은 짧고 두껍다. 복부는 물렁거리고 피하지방이 많다. 혈압은 약간 낮은 편으로, 목이 말라 자주 물을 마신다.

치료 전에 수면무호흡 검사를 해보니 하룻밤의 총 무호흡시간은 5346초, 무호흡지수(Apnea Index, AI, 1시간 동안의 무호흡횟수)는 39.1(5가 넘으면 이상)로 명백한 수면무호흡증이라 진단하였다.

7월 2일부터 대시호탕을 2주간 복용한 후 사역산을 2주간 지속해서 복용하게 하였다(각각 7.5 g을 1일 3회로 나눠서 복용하였다). 대시호탕을 복용하기 시작한 3일 째에 코골이가 줄어들었다. 호흡이 멈추는 증상도 남편이 알아채지 못할 정도로 감소했고 남편도 옆에서 잘 수 있게 되었다. 주간졸음, 피로한 증상도 사라지고 일어날 때 있던 입마름과 목이 마른던 증상과 통증도 사라졌다. X+1년 8월 3일, 한약을 규칙적으로 복용하던 중에 다시 수면무호흡에 대한 검사를 하였다. 하룻밤 중 총 무호흡시간은 419초, 무호흡횟수는 18회, 무호흡지수는 4.3으로 전에 비해 확연하게 개선되었다.

● 증례 7 : 77세 남성

X년 3월 4일 초진. 20년 전부터 코를 골았다. 음주를 하면 심해진다. 환절기가 되면 목이 아프다. 잠이 들고 나면 바로 코를 골기 시작해서 잠들어 있는 동안 계속 코를 곤다. 호흡이 멈추는 것을 가족들은 알고 있으나 환자 자신은 모른다. 6-7년 전 전립선 수술을 한 이후부터 수면 중에 깨어나 두 번 정도 화장실에 간다. 오후 10시부터 오전 5시까지 자고는 있으나 얕은 잠을 잔다. 꿈은 2-3일에 한 번 꾼다. 수분을 보충하려고 수시로 물을 마신다. 입은 반쯤 벌리고 잔다. 낮에 심하게 졸음이 온다. 수면제는 복용하고 있지 않다. 혈압은 정상범위이다. 어깨결림이 심하다. 식욕은 보통. 신장 170 cm, 체중 68 kg이다. 2개월에 한 번씩 심전도 검사를 받고 있으나 이상은 없다.

**표 5-3.** 수면무호흡 검사결과

| 검사일 | | 총수면시간 (sec) | 총무호흡시간 (sec) | 최장 무호흡시간 (sec) | 평균 무호흡시간 (sec) | 무호흡 횟수 | 무호흡지수 (횟수/hr) |
|---|---|---|---|---|---|---|---|
| X/3/24 | 코 | 5:10 | 3716 | 76 | 27.1 | 137 | 26.6 |
| | 복부 | | 820 | 49 | 13.9 | 59 | 11.5 |
| X/5/18 | 코 | 4:54 | 1342 | 41 | 17.7 | 17.7 | 6.2 |
| | 복부 | | 315 | 22 | 12.7 | 12.6 | 15.6 |
| X/12/24 | 코 | 6:40 | 3362 | 68 | 21.8 | 21.8 | 23.1 |
| | 복부 | | 399 | 34 | 14.3 | 14.3 | 4.3 |

3월 24일 : 제1회 수면무호흡 검사를 하였다(표 5-3).

4월 6일 : 도중에 깨면 목이 바싹 말라있어서 찬 물로 입을 머금어 헹구고 미지근한 물을 반 잔 정도 마신다. 눈을 뜰 때마다 수시로 물을 마신다. 이 날부터 사역산을 1일 7.5 g을 3번으로 나누어 매 식사 전에 복용하도록 처방하였다.

4월 20일 : 아내의 말에 의하면 환자가 약을 복용하기 시작한 지 일주일 이내에 코골이가 없어지고 목마르던 증상도 사라졌다고 한다. 하루에 2-3번 배변활동을 한다. 밤중에 깨는 일이 없어졌다.

5월 1일 : 목마르던 증상은 없다. 코골이는 작아지고, 대변 횟수나 상태는 보통이다.

5월 18일 : 제2회 수면무호흡 검사를 하였다 (표 5-3). 이날부터 사역산을 중지하고 대시호탕을 사용하기로 했다.

대시호탕을 먹기 시작한 후로 하루에 4-5번 대변을 본다. 그러나 설사는 아니다. 환자가 느끼기에 코골이의 억제효과는 사역산보다 대시호탕이 더 강하다고 판단한다. 수면의 질이 좋아졌다. 현재는 거의 음주하지 않는다.

6월 5일 : 친구와 같은 방에서 잠을 잤는데, 친구로부터 코골이는 작아졌지만 무호흡이 여전히 있다고 들었다. 배변 횟수가 많아서 대시호탕을 사역산으로 변경하였다. 수면 중 무호흡이 완전히 좋아지지 않아서 대학병원 구강외과를 소개받아 마우스피스 제작을 의뢰하였다. 7월 24일부터 8월 4일까지 담석 수술을 받기위해 모병원에 입원하였다.

8월 17일 : 마우스피스를 사용해 봤다. 잠이 든지 2-3시간은 코를 골지 않으나 그 후 여전히 코를 골아서 입 안이 바싹 마르다. 환자는 한약이 더 좋다고 한다.

구강외과 담당의로부터 다음과 같은 의견이 있었다. “이 환자는 아랫턱이 후퇴되어 있어 설근부에 경도의 기도협착이 있다. 수면 중에는 입을 벌려 아랫턱이 크게 후퇴하고 혀가 아래로 쳐져서 무호흡이 나타난다고 보여진다. 상악총의치(maxillary complete denture) 때문에 마우스피스 제작이 곤란했지만 환자의 강한 요청으로 마우스피스를 제작했다.”

9월 21일 : 마우스피스는 술을 마신 때만 사용하고 있다. 2-3일 마우스피스를 끼고 있으면 볼이 굳는 느낌이 들어 마우스피스를 빼게된다. 다시 마우스피스를 끼고 자려고는 하지만 쉽게 잠에 들지 못한다. 한약을 먹으면 코골이는 작아지지만 사라지진 않는다. 그러나 목마름은 없다. 한약을 먹으면 술을 먹고 싶은 마음이 없어진다고 한다.

10월 28일 : 술을 마셨을 때만 코를 곤다. 사역산과 시호계지탕을 2주씩 교대로 복용하게 하였는데, 환자는 사역산이 효과가 더 좋다고 한다.

12월 24일 : 제3회 수면무호흡 검사를 하였다. 아내는 코골이가 줄었다고 한다(표 5-3).

X+1년 1월 14일 : 환자는 마우스피스를 지속적으로 사용할 수 없기 때문에 한약 복용을 희망하였다. 그러나 무호흡지수(AI)가 5를 넘고있어서 한약복용만으로는 무

호흡에 대한 작용이 충분하지 않다고 판단하여 대학병원 수면센터에 소개를 하였다. 지속적 상기도 양압술(CPAP)을 선택하는 편이 좋다고 판단하였기 때문이다.

◎ 한약의 효과를 충분히 볼 수 없었던 증례이다. 더 오래 치료를 했다면 좋아졌을 가능성이 있었을지도 모르지만 수면무호흡증의 치료는 다양한 방법이 있으므로 각각의 환자에 알맞는 방법으로 치료하는 것이 현명하다.

이 환자로부터는 CPAP의 마스크를 끼면 잠이 들기가 어렵기 때문에 수면제를 사용하며 CPAP를 시행하고 있다는 연락을 받았다.

● 증례 8 : 71세 여성

41세 때 남편이 행방불명되었다. 2년후에 처자식이 있는 남성과 동거하였으나, '남자에게서 어두운 그림자 같은 것이 보인다. 사람의 마음 속을 볼 수 있는데, 그 남자로부터 동반자살을 강요받고 있다'며 겁을 먹고, '누군가가 날 죽이러 온다' 등의 말을 하였고, 그 해 6월에 입원하였다. 64세까지 3번 입원하였다. 67세 때 4번째 입원을 하였다.

불면, 우울함, 인지장애, 식욕부진, 살 가치가 없다고 생각하거나 막연히 죽어야겠다고 생각하는 증상(希死念慮) 등을 보였으나 점차 안정되어 갔다. X년(70세) 때 입원과 외박을 반복하게 되었다.

X+1년 (71세) 2월에 다시 불면 증상을 호소하며 사소한 것에 집착하게 되었다. 또한 이 환자는 매우 심하게 코를 골고 있었는데, 당시 저자는 코골이에 대시호탕이 효과가 좋다는 것을 알고 있어서, 2월 17일부터 대시호탕 7.5 g/일을 항정신병약물에 추가하였다.

3월 2일부터 불면 증상이 덜해지고 '잠들기 쉬워졌다'며 기뻐하였다. 4월 1일의 흉부 사진촬영은 정상소견이었으나 4월 2일에 38.4도의 발열, 마른 기침, 기분이 나빠지는 증상이 있어 스파르플록사신(sparfloxacin) 100 mg을 투여하기 시작하였다. 그러나 기침은 점차 악화되었고 특히 밤중에는 더 심해져 불면 증상도 함께 호소하였다.

4월 12일 흉부사진촬영에서 심흉비(Cardiothoracic Ratio, CTR)가 60%로 심장의 음영확대가 확인되어 간질성폐렴이 의심되었다. 동작을 하거나 하면 호흡곤란이 더욱 악화하여 숨쉬기 어렵다는 호소까지 하게되어, 4월 14일부터는 산소흡입을 시작하였고

4월 15일부터 세포조프란(cefozopran) 2 g을 투여하였다.

하지만 '숨이 막히고 걷지도 못하겠다'고 하여 돌보는 간병인이 필요해졌다. 4월 22일 흉부사진촬영에서 흉수도 약간 보여 세프타지딤(ceftazidime) 2 g을 투여하기 시작하였다. 이 때 발열은 37 ℃대가 지속되었다. 그 후로도 증상의 개선이 보이지 않아 4월 30일 종합병원 내과로 전원시켰고, 전원 당시에 $PaO_2$가 48.9까지 떨어졌었다. 또한 흉부사진촬영에서는 양측하부 폐야를 중심으로 간질성 음영이 있어, 그 날부터 대시호탕을 중지하고 솔루메드롤(solu-Medrol) 펄스요법을 1 g/일로 3일간 하였다.

5월 2일 영상촬영에서는 음영이 개선되어 5월 7일 산소흡입은 중지하였다. 그 후 증상은 개선되었다.

5월 21일 본원으로 돌아왔다. 그 후 호흡기계의 통증은 없었고 흉부사진촬영과 기타 임상검사 소견도 정상이었다.[7)]

◎ 소시호탕에 의한 간질성폐렴은 널리 알려져 있으나 대시호탕에 의해서도 발병할 수 있다. 따라서 대시호탕을 사용할 때도 간질성폐렴에 대해 충분히 주의를 기울여야 한다. 간질성폐렴의 초기증상은 기침, 발열, 운동시 호흡곤란 등이며, 이러한 증상이 나타나면 약제 투여를 즉시 중지하고 흉부 X선 사진과 혈액검사, 이학적 검사 등을 통하여 스테로이드 내복약을 투여, 스테로이드 펄스요법을 시행한다.

이 밖에도 주의해야 하는 점은 이 환자는 여성이고 실증이 아니라고 판단되므로 다른 한약을 선택해야 한다는 것이다. 반하후박탕 등이 적당할 수 있다고 생각된다.

**〈대시호탕(大柴胡湯)의 부작용〉**

대시호탕은 수면무호흡증과 코골이에 가장 효과가 좋다고 여겨지지만, 드물게 간질성폐렴이 생기는 일이 있다. 발열, 기침, 호흡곤란 등 호흡기증상이 나타난 경우에는 투여를 중지하고 적절한 조치를 취할 필요가 있다. 그 외에도 가성알도스테론증(pseudoaldosteronism)이 나타날 수 있다. 저칼륨혈증, 혈압 상승, 나트륨저류, 체액저류, 부종, 체중 증가 등의 가성알도스테론증이 발생할 수 있으므로 충분히 관찰을 하고(혈청내 칼륨 수치 등), 이상이 있는 경우에는 투여를 중지해야 한다.

또한, 저칼륨혈증의 결과로 근병증(myopathy)이 나타날 수 있고, 탈력감, 근육통, 사지경련, 마비 등이 발생하는 경우 투여를 중지한다. CPK 상승, 혈중 및 요중 미오글로빈 상승이 있을 경우에는 투여를 중지하고 적절한 조치를 취한다. 설사, 묽은 변이 있는 환자 혹은 위장이 약한 환자(식욕부진, 복통 등), 그리고 체력이 떨어진 환자에게는 특히 신중하게 투여할 필요가 있다. 간기능장애, GOT, GPT, γ-GTP의 상승 등이 나타날 수 있으므로 주의한다. 기타 부작용으로 식욕부진, 복통, 설사가 있을 수 있다. 여기서도 한방에서의 「증(證)」이 중요하다. 대시호탕을 사용하는 대부분의 환자는 실증인 사람이 많기 때문에 부작용으로 힘든 경우는 그다지 많지 않다. 대시호탕은 비교적 체력이 있는 사람에게 사용하도록 한다.

한약이 수면무호흡증에는 효과가 있으나 부작용이 있는 경우에는 어떻게 하면 좋을 것인가.

대시호탕 외에도 사역산 등이 자주 사용되는데, 현재까지 수면무호흡증에 효과가 있었다고 보고된 처방은 반하후박탕[4], 삼황사심탕[4], 시호제 중에서도 중간증과 허증에 사용되는 시호계지탕, 시호가용골모려탕, 가미소요산, 가미귀비탕 등이 있다. 위에 언급한 처방들은 수면무호흡증에 시도해 볼 가치가 있다. 또한 한방에서 말하는 「기(氣)의 병」을 고치는 처방을 시도해보는 것도 좋다고 생각된다. 만약 그렇다면 보중익기탕, 억간산 등도 효과가 있을 가능성이 있다.

수면무호흡증과 코골이를 발생시키는 병의 원인은 단일한 것이 아니며, 앞으로의 연구에 따라서는 한약 중에서 효과가 있는 새로운 것이 발견될 가능성이 높다. 특히나 소아의 경우에는 사용할 한약을 신중히 검토할 필요가 있다.

**〈삼황사심탕**(三黃瀉心湯)**〉**

삼황사심탕은 비교적 체력이 있고, 머리에 열이 오르기(上氣證) 쉬우며, 안면홍조가 있고 정신상태가 불안하며 변비 경향인 사람을 대상으로 다음과 같은 증상에 쓰이는 처방이다.

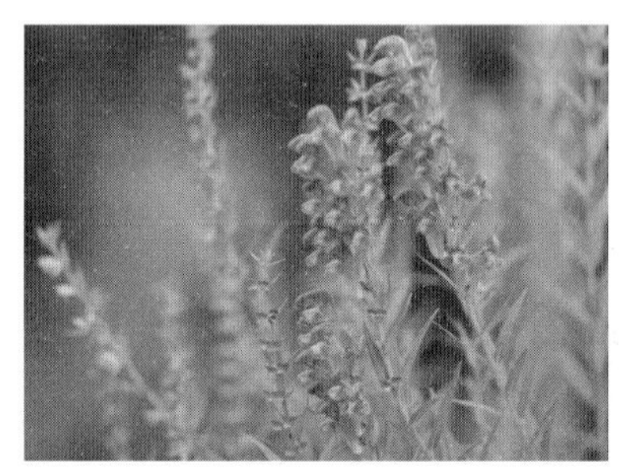

**■ 그림 5-4.** 황금

「고혈압의 수반증상(상기증, 어깨결림, 이명, 머리가 무거움, 불면, 불안), 코피, 치질, 변비, 갱년기장애, 생리관련장애(血道症)」

조성을 보면 황금 3.0 g, 황련 3.0 g, 대황 3.0 g 이다.

이것들을 대시호탕의 조성과 비교해보자. 두 가지 처방에 공통적으로 포함되는 것은 황금과 대황이다.

| 대시호탕(大柴胡湯) | 삼황사심탕(三黃瀉心湯) |
|---|---|
| 시호 ………… 6.0 g | 황금 ………… 3.0 g |
| 반하 ………… 4.0 g | |
| 황금 ………… 3.0 g | 대황 ………… 3.0 g |
| 작약 ………… 3.0 g | |
| 지실 ………… 2.0 g | |
| 생강 ………… 1.0 g | 황련 ………… 3.0 g |
| 대황 ………… 1.0 g | |

이처럼 조성이 다른 처방인 삼황사심탕을 폐쇄성 수면무호흡증에 사용하여 효과를 보았다는 증례를 히사나가(久永) 등[5]이 보고하였다.

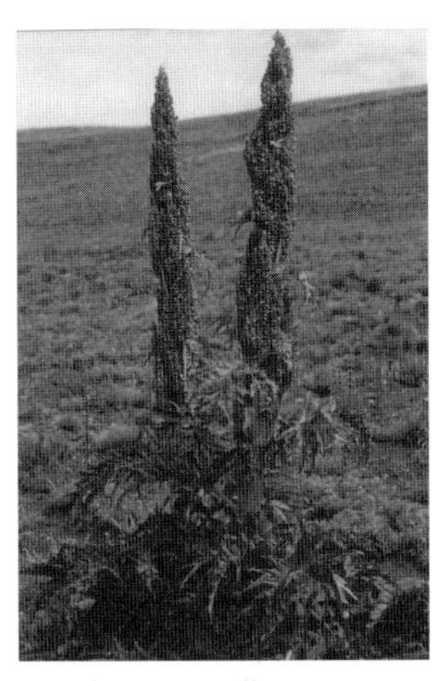

■ **그림 5-5.** 대황

● 증례 9 : 76세 남성

74세 때 왼쪽 발바닥에 악성 흑색종(malignant melanoma)이 발병하여 좌측 아래다리(lower leg) 절단 수술을 받았다. 절단 수술 후 정기 검진를 위해 피부과에 입원하였는데, 피부과 입원 중 심한 코골이와 몽유병이 있다는 사실을 발견하여 정신과에 소개되었다. 환자의 신장은 156 cm, 체중은 49.7 kg으로 BMI는 20.4 kg/m$^2$이었다. 인두협착(pharyngeal stenosis)은 없었다. 환자의 전반적인 상태는 좋았으며, 치매 등 인지 관련 증상은 없었다. 변비는 지속되고 있었다.

수면시간이 짧다고 호소하였고 고혈압이 있으며 전립선비대증이 있었다. 각성-안정시의 뇌파는 정상이었다.

MRI에서는 미만성 뇌위축(diffuse brain atrophy)이 보였으나 연령을 고려하면 정상범위였다. 수면다원검사에서 폐쇄성 수면무호흡증 진단을 받았다. 무호흡지수(AI)는 11.1회, 무호흡지수에 저호흡지수를 더한 값인 무호흡-저호흡지수(AHI)는 18.4였다. 무호흡과 저호흡은 non-REM수면 때 나타났다. 잠이 든 지 40분 지나고, 무호흡에 동반한 각성이 발생한 후에 상지의 큰 움직임이 있었다. 그 후 바로 환자는 완전히 각성하였다.

한방의학의 관점에서 보면 실증이라고 생각되며, 설진상 혀는 빨갛고, 복부긴장도가 강해서 증(證)에 알맞는 삼황사심탕을 사용하였다. (위에 기술한 증(證)과 일치한다)

복용한 지 일주일 지나고 변비가 완전히 나았으며 수면상태도 좋아졌다. 16일 밤에 몽유병 증상이 한 번 있었으나 그 후에는 전혀 보이지 않았다. 수원다원검사는 치

**표 5-4.** 삼황사심탕에 의한 수면무호흡, 저호흡의 개선

| | 치료 전 | 치료 후(1개월 후) |
|---|---|---|
| 중추성 무호흡 | 7 | 3 |
| 폐쇄성 무호흡 | 82 | 26 |
| 혼합성 무호흡 | 7 | 3 |
| 중추성 저호흡 | 1 | 0 |
| 폐쇄성 저호흡 | 62 | 51 |
| 총수면시간 | 518.33 | 465.00 |
| 무호흡지수(AI) | 11.1 | 4.1 |
| 무호흡-저호흡지수(AHI) | 18.4 | 10.7 |

료를 시작하고 1개월 후에 시행하였다.

무호흡지수는 4.1, 무호흡-저호흡지수는 10.7로 감소하였고 코골이 세기도 감소하였다(표 5-4).

### 〈반하후박탕(半夏厚朴湯) 사용 증례〉

반하후박탕은 기분이 우울하며, 인두, 식도부에 이물감이 있고 때때로 두근거림, 현기증, 메스꺼움 등을 동반하는 증례에 사용되며, 불안신경증, 신경성위염, 입덧, 기침, 쉰 목소리, 신경성 식도협착증, 불면증 등에 효과가 있다고 알려져 있다.

히사나가(久永) 등[4] 은 폐쇄성 수면무호흡증에 반하후박탕이 효과가 있던 한 가지 증례를 보고하였다.

● 증례 10 : 32세 남성

21세부터 코골이와 수면무호흡증을 진단받아 27세 때 구개수구개인두 성형술(uvulopalatopharyngoplasty, UPPP)을 받았으나 증상이 개선되지 않았고, 여전히 주간에 과도한 졸음을 느끼고 있어 내원하였다. 인두가 막힌 것 같은 느낌인, 이른바 히스테리구(globus hystericus)를 호소하는 경우에 사용되는 반하후박탕(7.5 g/일)을 투

여하자, 2주 후에 인후부의 이물감과 불쾌감이 사라졌다. 1개월 후에는 코골이가 사라졌으며 주간의 과도한 졸음도 자각적으로 개선되었다. 투여 전과 투여 5개월 후에 수면다원검사를 시행한 결과, 무호흡지수(AI)는 19.2에서 10.3으로, 무호흡-저호흡지수(AHI)는 19.2에서 12.8로 개선되었다.

◎ 이 증례로부터 히사나가 등은 반하후박탕이 상기도하부에서 저항을 감소시켰을 가능성이 있다고 추측하고 있다. 이 증례보고에서 '인중자련(咽中炙臠)'이라는 표현이 쓰여졌는데, 이는 한방의학에서 자주 사용되는 표현으로, 인후부에 고깃조각(肉片)이 걸린 듯한 이물감을 말하며 히스테리구라고도 한다. 반하후박탕은 이러한 증상에 효과가 좋다고 알려져있다.

**〈정신과 병동에서의 수면무호흡증 검사〉**

향정신약물을 장기간 복용함으로써 수면무호흡증이 발생할 가능성을 예상할 수 있다. 400개의 병상이 있는 노인병원에서 병동 간호사에게 간단한 조사표를 이용하여 코골이와 무호흡이 있는 환자를 조사한 결과, 9명의 환자(약 2%)가 코골이와 수면무호흡증을 가지고 있다는 사실을 알 수 있었다(1996년 3월). 대부분의 환자들은 뇌경색, 고혈압, 뇌출혈 환자로 연령은 42세부터 89세에 분포하고 있었다. (마쓰오카 시게아키(松岡成明))

이번에는 저자가 소속되어 있는 치쿠스이카이 병원(筑水会病院)에 입원환자 284명을 대상으로 연구를 진행하였다. 코골이가 심하고 주위 사람들에게 명백하게 민폐를 끼치고 있는 환자에 대해 병동 간호사에게 조사를 부탁한 결과, 15명이 해당한다고 보고되었다. 그 환자들에게 수면무호흡증 검사를 실시하겠다고 설명한 후, 협조를 거부한 환자 및 증상이 안정되지 않은 환자 6명를 제외한 9명의 환자에게서 검사 동의를 받았다.

수면무호흡검사는 병동 내의 각 환자의 침대에서 하였다. 사용한 기기는 코(鼻)호흡, 복부(腹部)호흡파형, 무호흡시각, 무호흡시간, 체위, 호흡횟수를 측정할 수 있

**표 5-5.** 수면무호흡지수

| 나이 | 성별 | 신장 | 체중 | BMI | 체지방률 (%) | 무호흡지수 (횟수/hr) | |
|---|---|---|---|---|---|---|---|
| | | | | | | 코 | 복부 |
| 32세 | 여성 | 160 | 79 | 30.9 | 39 | 27.4 | 17.4 |
| 38세 | 남성 | 172 | 75 | 25.4 | 20.5 | 15.8 | 0.9 |
| 52세 | 남성 | 158 | 74.2 | 29.7 | 32.5 | 11.0 | 1.3 |
| 61세 | 여성 | 158 | 58 | 23.2 | 32.5 | 4.5 | 3.0 |

는 수면무호흡모니터(respimonitor TN1110, 테크나전자공업)와 혈중 산소포화도, 심박수를 측정할 수 있는 휴대형 24시간 산소포화도 측정기(pulse oximeter TN5110, 테크나전자공업)였다. 무호흡지수(AI) 5이상을 수면무호흡증이라 판단하였다. 검사를 실시할 수 있었던 9명 중 무호흡지수가 5이상인 환자는 3명, 경계수치를 보인 환자는 1명이었다 (표 5-5).

기타 5명은 무호흡지수가 2.0 이하였다. 이러한 결과로 볼 때, 코골이 증상이 심해도 대략 절반은 수면무호흡증이라는 진단을 받지 않는다는 것을 알 수 있다. 정신과병동에 한정하지 않고 일반 병동에서도 코를 심하게 고는 사람, 특히 고도비만인 환자는 수면무호흡증을 의심해 볼 필요가 있다.

## 6 약물에 의해 발생하는 무호흡

코골이에 효과가 있는 한약에서 서술하였듯이, 대시호탕의 코골이 억제효과에서 각종 약물을 복용하고 있는 환자에게는 뚜렷하게 그 효과가 감소하였다. 사용된 약물은 항정신병제, 항파킨슨제, 수면제, 항불안제, 항고지혈증제, 강압제였다.

무호흡을 발생시키는 가능성이 있는 약물은 최면진정제, 정신신경용제, 항경련제, 마약, 전신마취제, 골격근이완제, 국소마취제, 혈압강하제, 기타 많은 약물이 언급된다(표 5-6). 이 중에는 알코올이 포함되어 있지 않으나, 알코올을 과다로 상용하는 사람은 알코올에 의해 무호흡이 발생할 가능성이 있다. 그러나 같은 약물을 같은 양 복

**표 5-6. 무호흡을 유발할 가능성이 있는 약물**

| 약효 | 성분명 | 주요상품명(일본내상품명) |
|---|---|---|
| 최면진정제 | 글루테티미드(glutethimide)<br>페노바비탈(phenobarbital)<br>트리아졸람(triazolam) | 글루테티미드(도리덴ドリデン)<br>페노바비탈(페노바르비탈フェノバルビタール)<br>할시온(할시온ハルシオン) |
| 정신신경용제<br>항경련제(항뇌전증<br>약물) | 클로미프라민(clomipramine)<br>클로르프로마진(chlorpromazine)<br>아미트립틸린(amitriptyline)<br>카바마제핀(carbamazepine) | 아마프라닐(아나프라닐アナフラニール)<br>클로르프로마진(콘타민コントミン)<br>에트라빌,에나폰(토리프타놀トリプタノール)<br>테그레톨(테그레톨テグレトール) |
| 마약 | 모르핀(morphine)<br>펜타닐(fentanyl)<br>메페리딘(meperidine)<br>코카인(cocaine) | 모르핀(모르핀モルヒネ)<br>펜타닐(휀타네스트フェンタネスト)<br>데메롤(페티딘ペチジン)<br>코카인(코카인コカイン) |
| 전신마취제 | 티오펜탈(thiopental)<br>이소플루란(isoflurane) | 티오펜탈(라보날ラボナール)<br>포란액(후오렌フオーレン) |
| 골격근이완제 | 숙사메토늄염화물수화물(suxame-<br>thonium chloride) | 석시콜린(사쿠신サクシン) |
| 국소 마취제 | 리도카인(lidocaine) | 리토카인(키시로카이신キシロカイシン) |
| 혈압강하제 | 클로니딘(clonidine)<br>에날라프릴(enalapril) | 캡베이(카타프레스カタプレス)<br>에나프릴(레니베스レニベース) |
| 항원충제 | 클로로퀸(chloroquine) | 말라클로(클로로킨クロロキン) |
| 진통제 | 부프레노르핀(buprenorphine) | 노스판패취, 트랜스텍패취(레베탄レペタン) |
| 자극제 | 메틸페니데이트(methylphenidate) | 리탈린, 페니드, 비스펜틴, 메타데이트, 콘서타(리<br>타린リタリン) |
| 제산제 | 수산화마그네슘(magnesium<br>hydroxide) | 마그밀(미루마구ミルマグ) |
| 단백질아미노산제제 | L- 트립토판(L-tryptophan) | L- 트립토판(아미후안アミフアン) |
| 진해거담제 | 코데인(codeine) | 코데인(코데인コデイン) |
| 항히스타민제 | 프로메타진(promethazine) | 프로메타진(피레치아ピレチア) |
| β 차단제 | 프로프라놀롤(propranolol) | 인데놀(인데랄インデラル) |
| 항부정맥제 | 디소피라미드(disopyramide) | 디소피라미드(리스모단リスモダン) |
| 화학요법제 | 미코나졸(miconazole)<br>아지도티미딘(azidothymidine) | 모니스타트, 모나졸(후로리도フロリード)<br>지도부딘(레토르피루レトロピル) |
| 칼슘길항제 | 베라파밀(verapamil) | 칼란, 이솝틴(와소란ワソラン) |

다카스키 마스미츠(高衫充) 감수, 야노 세이이치(矢野精一) 편집 : 부작용 증상과 그 원인 약제. 참고하여 일부 수정.

용하여도 사용하는 사람의 체격, 비만 여부 등으로 무호흡은 다른 양상으로 발생한다.

## 참고문헌

1) 赤柴恒人：いびき症と上気道抵抗症候群. 日本臨床, 58(8)：134-137, 2000.
2) ウィリアム・C・デメント, 藤井留美訳：ヒトはなぜ人生の３分の１も眠るのか？講談社, 2002.
3) Hisanaga, A. Treatment of obstructive sleep apnea syndrome with a Kampo-formula, San'o-Shashin-to: Psychiatry and Clin Neurosciences, 53: 303-305, 1999.
4) 久永明人, 伊藤隆, 新沢敦ほか：半夏厚朴湯が有効であった睡眠時無呼吸症候群の１例. 日本東洋医学雑誌, 52(4)：501-505, 2002.
5) 稲永和豊, 森信弘：漢方薬による睡眠時無呼吸症候群の治療. 精神科治療学 16(6): 595-602. 2001.
6) Inoue, Y., Takata, K., Sakumoto, I. et al. Clinical efficacy and medication of acetazolamide treatment on sleep apnea syndrome. Psychiatry and Clinical Neurosciences. 53: 321-322, 1999.
7) 國芳雅広, 前田利治, 稲永和豊：大柴胡湯内服中に間質性肺炎を起こした１例. 臨床と研究, 73：2779-2780, 1996.
8) 中沢洋一：不眠症を治す. 保健同人社, 1996.
9) Sakamoto, T., Nakazawa, Y., Hashizume, Y. et al. Effects of acetazolamide on the sleep apnea syndrome and its therapeutic mechanism. Psychiatry and Clinical Neurosciences, 49: 59-64, 1995.
10) 杉田義郎, 三上章良, 渡邊琢也ほか：夜間の微小覚醒と眠気—上気道抵抗症候群と周期性四肢運動障害について—. 臨床精神医学, 27(2)：149-157, 1998.
11) 高杉益充監修, 矢野精一編集：副作用症状とその原因薬剤. 医薬ジャーナル社, 1991.
12) 内山眞編集：睡眠障害の対応と治療ガイドライン. じほう, 2002.
13) 山城義広, 菅沼保明, 保坂公夫：睡眠呼吸異常の診断における arousal の重要性. 第 22 回日本睡眠学会学術集会 抄録集, 1997.

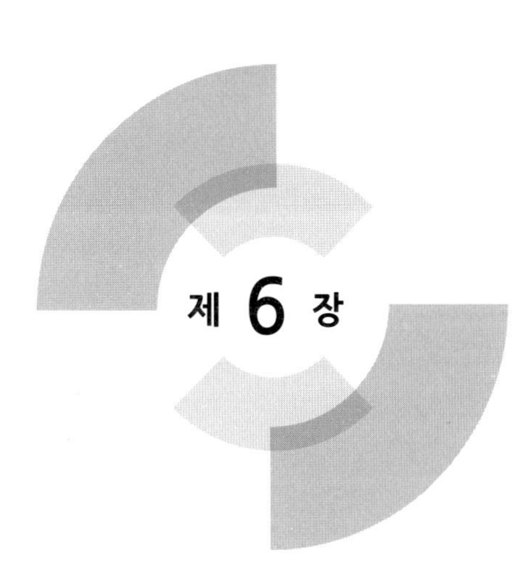


# 기타 수면장애

## 1 일주기리듬수면장애(Circadian Rhythm Sleep Disorders)

「일주기리듬(circadian rhythm)」이나 「생체시계(biological clock)」 등의 표현은 수면 연구자에 의해 사용되어 왔다. 현재 생체시계(혹은 체내시계)라는 것은 명백하게 그 존재가 인정되고 있다. 생체시계에 의해 수면과 각성 사이클이 일어나는 것이다. 이 사이클은 사람의 체내에서 발생하는 생화학적 변화와도 일치한다. 사람의 행동은 이 생체시계로 움직인다.

생체시계가 외적인 조건에 의해 흐트러진다거나 혹은 체내 자체의 변화로 인하여 흐트러지면 일주기리듬장애가 생겨난다. 이러한 장애는 다음의 5가지 종류로 나눌 수 있다.

### 1) 시차증후군에 의한 수면장애

비행기로 유럽이나 미국으로 가면 시차 때문에 혼란이 생긴다. 생체시계가 유럽과 미국의 명암주기(light-dark cycle)에 대응하면, 생체리듬도 전진하거나 후퇴한다. 시차가 적은 호주로 비행기를 타고 간다면 이러한 시차에 의한 생체리듬의 재조정을 크게 할 필요는 없다. 시차가 크게나면 이동한 나라의 시간에 맞춰 잠들 수가 없어 수면과 각성 리듬이 혼란스러워진다. 불면, 주간졸음, 신체 컨디션 저하 등 이른바 시차증후군(jet lag)이 생긴다.

비행기를 타고 5시간 이상 시차가 있는 지역으로 여행을 가는 경우에는 대부분의 사람이 시차증후군에 걸린다. 또 이동하는 방향이 동쪽이냐 서쪽이냐에 따라서도 그 정도가 다르다고도 한다.

증상으로는 수면장애가 가장 많고, 졸음, 집중력, 작업능력의 저하, 피로감, 기타 신체증상이 있다. 수면장애는 야간 중도각성이 많고, 입면이 어려운 경우도 많다. 이 증후군은 개인차, 연령차가 있으며, 회복이 빠른 사람과 느린 사람이 있다. 시차증후군에 멜라토닌을 치료제로 사용하는 것이 고려되고 있다.

### 2) 교대근무에 의한 수면장애

야간근무자, 교대근무자가 증가하면서 주간 근무와 야간 근무를 교대로 해야하는 사람들이 늘어나고 있다. 이 때 시차증후군 증상과 유사한 상태가 된다고 알려져 있다. 교대근무자의 근무시간대가 변화할 때, 새로운 시간대에 생체리듬이 동조되기 어려워진다. 일본에서는 교대근무자 인구가 전체 취업인구의 20-30%에 달하며, 그 중 80%가 수면장애를 호소하고 있어 사회적으로도 큰 문제가 되고 있다. 가장 많이 호소하는 증상은 수면장애이며, 그 밖에도 어지럼증이나 기립성 저혈압 등 자율신경증상, 기타 소화기증상이 있다.

### 3) 수면위상지연증후군(Delayed sleep phase syndrome, DSPS)

일반인구의 0.17%, 고등학생의 0.4%가 이 증후군을 보인다고 한다. 이 증후군은 결석이나 잦은 결근 등으로 이어질 수 있어 사회적으로 큰 문제가 되고 있다. 이 증후군은 생체리듬이 지연되는 증상이다. 새벽이 되지 않으면 잠들 수 없다든지, 오후가 될 때까지 잠을 자고 오전에는 일어날 수 없다는 사람이 있다. 이는 학교생활과 사회생활에 지장을 초래하여 심각한 영향을 끼칠 수 있다.

이 증후군을 치료하기 위해서 생활지도, 매일 취침시간을 3시간씩 늦추는 시간요법, 고조도의 광치료(기상 후 1시간 정도, 2,500 Lux 이상의 고조도광을 조사한다)

등이 시행되고 있다. 이 외에도 시간생물학적 약물요법도 행해지고 있다. 치료방법으로는 수면제와 멜라토닌이 사용된다.

### 4) 비(非)24시간 수면-각성장애

시각장애인이나 하루종일 실내에 있는 사람에게서 많이 관찰된다. 치료방법으로 생활지도, 고조도광치료요법, 약물요법 등이 행해진다. 멜라토닌을 사용하는 방법도 고려할 수 있으나, 아직 일반적으로 이 치료는 시행되고 있지 않다.

### 5) 기타 리듬 장애

① 수면위상전진증후군(Advanced sleep phase syndrome, ASPS)

이 증후군은 고령자에게서 많이 발생하고 가족성으로 발생하는 경우가 많다고 한다. 입면시각과 각성시각이 일반적인 사회생활 패턴보다 앞서있다. 이른 저녁부터 잠들어 이른 아침에 눈이 떠진다(예를 들면 오전 3시에 일어난다). 노인에게서 자주 관찰된다. 생활지도나 고조도광치료요법(야간) 등이 권유된다.

② 불규칙한 수면-각성장애

이것은 뇌병변장애가 있는 사람, 노년기 치매 등에서 관찰된다. 신체질환이 있는 사람에게도 나타난다. 수면과 각성이 밤낮 상관없이 불규칙하다. 밤에 종종 눈이 떠지고, 주간에 졸리다. 불규칙한 수면과 각성이 나타난다. 치료법으로는 생활지도, 고조도광치료요법, 약물요법 등이 고려된다.

**<일주기리듬 수면장애의 한방치료>**

일주기리듬 수면장애의 한방치료에 대해서는 아직 검토되지 않았으나, 통증을 호소하는 고령의 치매 환자(86세, 여성)의 치료 중에 나타난 불규칙한 수면-각성에 실시하였던 한방치료에 대한 경험을 서술하겠다.

● 증례 1 : 86세 여성

7-8년 전부터 항문부의 통증을 호소하기 시작하였으며, 그 후 점차 통증이 심해져 항문외과를 방문하였으나 원인불명이라고 하였다.

X년 2월 21일 : 본원 초진

SSRI(플루복사민 말레이트) 50 mg와 탄도스피론 20 mg, 수면제로 상태가 조금 좋아졌다.

X+1년 10월 24일부터 난치성 만성 동통에 효과가 있다고 하는 사포그릴레이트(sarpogrelate)를 150 mg부터 시작해서 11월 21일에는 300 mg으로 증량하였다. 통증 호소가 조금씩 줄어들었다.

X+2년 4월 7일 : 감기에 걸려 다른 병원에 입원했었기 때문에 23일만에 내원하였다. 그 동안 밤에 잠을 자지 못하여 입원했던 병원에서 수면제를 받아서 복용했다. 그러나 수면상태가 안 좋아지고 심지어 불규칙해져서 밤중에 깨어있던 적이 있었으며, 낮에도 잠을 자게 되었다고 한다.

이 날의 처방은 다음과 같다.

| | | | |
|---|---|---|---|
| (1) | 클로나제팜(리보트릴) | 1 mg | |
| | 쿠에티아핀 (쎄로켈) | 50 mg | 2×아침저녁 |
| (2) | 브로티졸람(렌돌민) | 0.25 mg | |
| | 조피클론(이모반) | 7.5 mg | 1×취침 전 |
| (3) | 당귀작약산 | 2.5 g | 1×취침 전 |

4월 14일 : 여전히 수면이 불규칙하다. 당귀작약산을 7.5 g으로 늘리고, 1일 3회로 나누어서 복용하였다. 기타 처방은 전과 동일하다.

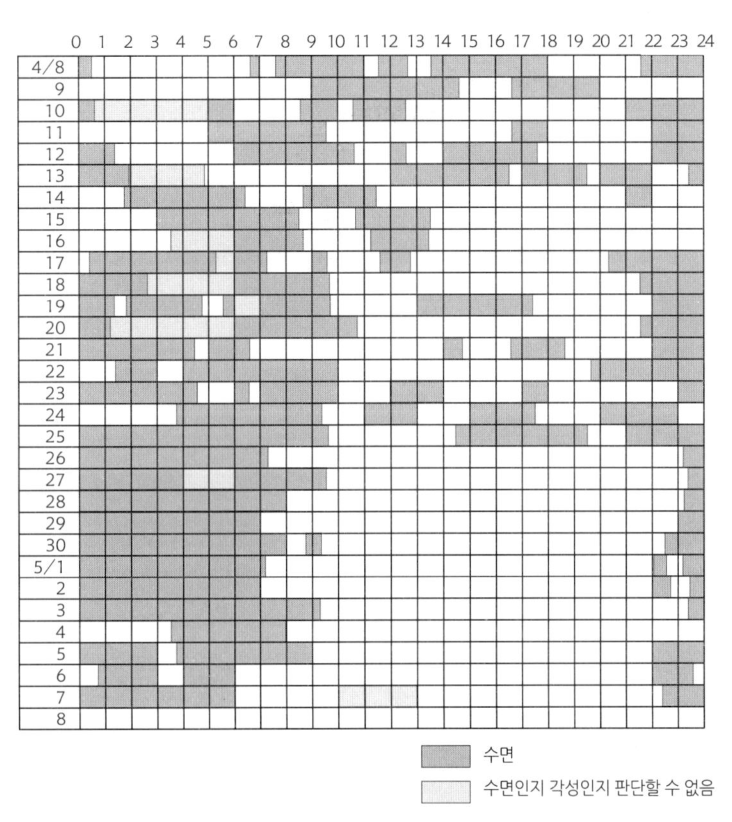


■ **그림 6-1.** 수면일지
4월 14일부터 당귀작약산 7.5 g/일을 복용하고 4월 26일부터 밤낮 리듬이 분명해졌다.

4월 28일 : 4월 25일 오후 9시부터 잠이 들어 다음 날 아침 7시에 기상하였다. 그때까지 복용했던 수면제(브로티졸람 0.25 mg과 조피클론 7.5 mg)는 중단하였다.

5월 8일 : 낮과 밤의 리듬이 꽤 명확해졌다고 한다. 그리고 딸이 4월 8일 치료초기부터 수면일지를 작성해서 가지고 왔다. 그걸 참고해서 그린 도표가 그림 6-1수면일지이다.

## 2 하지불안증후군과 주기성사지운동장애

### 1) 하지불안증후군(Restless Legs Syndrome, RLS)

이 증후군은 다리의 불쾌감이나 통증을 참을 수 없어 다리를 굽히고 피거나 꼬고 싶어진다. 일어나서 돌아다니지 않을 정도로 참을 수 없다는 사람도 있다. 즉시 불쾌감이 생겨서 다시 잠들 수도 없다. 증상이 밤에 심해지기 때문에 가만히 누워서 잘 수가 없는 질환으로 유병률은 1-3% 정도이다.

### 2) 주기성사지운동장애(Periodic Limb Movement Disorder, PLMD)

고령자에게서 많이 나타나며 수면 중에 손발이 끊임없이 움직인다. 주로 다리가 움직이는 일이 많다. 움직임은 꽤 빈번하고 격해서 환자는 자고 있다가도 깨어나게 되고 불면증을 호소한다. 하지불안증후군과 공통적으로 볼 수 있는 경우가 많다.

치료법은 1), 2) 모두 클로나제팜(리보트릴) 0.5-1.0 mg부터 시작한다. 도파민 효능제(dopamine agonist)인 페르골라이드, 탈리펙솔, 카베르골린도 활용된다.

● 증례 2 : 56세 남성

고혈압 때문에 내과에 통원치료하고 있었으나, X년쯤 신기능장애를 진단받아 투약을 받게 되었다. X+15년 1월부터 만성신염(chronic nephritis)에 의한 신부전(renal failure)으로 혈액 투석을 시작하였다. 그 후 서서히 입면장애를 주로 호소하는 불면증이 심해져서 투석을 하고 있는 병원에서부터 여러 종류의 벤조디아제핀계 수면제를 처방받았으나 효과가 없었다. X+16년부터 수면시 양하지 비복근 부위와 족저부에 저리고 근질근질한 불쾌감을 있으며, 불수의적 운동이 있음을 알게 되었다. 일시적으로 증상이 가벼워지는 시기도 있었지만 X+17년 5월부터 다시 악화되어 그해 7월에 오사카 의대병원의 수면센터에서 외래진료를 받았다. 이 시점에서 고혈압은 비뇨기과에서 처방받은 약물로 충분히 조절되고 있었다. 자가보고를 통해 하지불안증후군 및 주기성사지운동장애에 의한 불면증이 의심되어 수면다원검사를 시행하였다.

최초의 검사결과는 수면상태가 매우 나쁘고 총 수면시간이 고작 53.4분으로, 수면효율(sleep efficiency, SE: 총침상시간(time in bed, TIB)당 총수면시간(total sleep time, TST))은 10.9%였다. 하지운동에 대해서는 각각 수면단계에서의 좌우하지 운동 횟수를 좌우하지 별개 또는 좌우동기성으로 구분하여 측정하였다(REM수면기, non-REM수면기, 각성기). 수면 1시간당 하지운동 횟수를 하지운동지수로 계산하였을 때, 하지운동지수는 383.1회였다.

이처럼 하지운동이 빈번하게 일어나고 있으므로 주기성사지운동장애를 동반한 하지불안증후군으로 진단하였다.

치료를 위해 취침 전에 클로나제팜(리보트릴) 0.5 mg 투여를 시작하였다. 그 후 얼마 안 되서 자각적인 입면시 하지 이상감각 및 운동이 줄었으나, 입면장애가 있어 플루니트라제팜 2 mg을 병용하였다. 그 후 스스로 느끼기에 수면상태가 꽤 개선되고 다음 날 기상시에도 컨디션이 좋아졌다고 자가보고하였다. 그러나 잠이 얕다는 호소는 계속되었다.

X+18년 3월에 2회차 수면다원검사를 시행하였다. 약물을 투여하기 전과 비교하여 총수면시간(TST)이 439.9분, 수면효율(SE)은 75.2%로 개선되었다. 하지운동지수도 처음의 383.1회에서 192.7회로 대폭 감소하였다. 중도각성은 87회였다.

전신상태나 혈액소견에 큰 변화는 없었고, 또한 수면상태도 특별히 악화되지 않은 채로 유지되며 시간이 경과하였다. 그러나 전신권태감, 투석 중 발생하는 근육의 경련, 그에 동반하는 초조감이 심해져 X+18년 6월부터 작약감초탕 엑스과립(의료용)을 투여하기 시작했다. 투석 시행일(2일에 1회)에는 투석 개시 전과 취침 전에 BID로 각각 2.5 g씩, 그 이외의 날에는 취침 전에 2.5 g만 투여했다. 그 후 약 3개월이 경과하였다. 환자 스스로도 전보다 푹 잘 수 있다고 하였으며, 자각적인 수면상태가 개선되는 효과도 보였다. 그러나 총 수면시간은 388.9분, 수면효율은 65.4%로 오히려 2회차 결과보다 나빠졌으며, 하지운동지수도 2회차의 192.7회에서 255.2회로 증가하였다. 자각적인 수면상태의 개선에도 불구하고 하지운동의 횟수나 수면효율의 개선이 보이지 않았다. 그러나 단기간 치료에도 제3단계 서파수면이 나타났으며, 중도각성 횟수도 87회에서 53회로 감소하였다.

## 참고문헌

1) 萬代正治, 仮谷誠司, 吉田祥ほか：透析後に睡眠時ミオクローヌスを来した症例に対する芍薬甘草湯の使用経験. 漢方医学, 21(1): 19-23, 1997.
2) 内山眞編集：睡眠障害の対応と治療ガイドライン. じほう, 2002.

**표 6-1. 주요 한약 본초의 성분·약리작용**

| | 주요 성분 | 주요 약리작용 | 포함된 주요 처방 |
|---|---|---|---|
| 황금(黃芩) | ◎바이칼린(baicalin)<br>◎바이칼레인(baicalein) 등 | ◎중추억제작용(진통, 진정, 운동억제), ◎체온조절작용(체온저하), ◎혈압강하작용, ◎모세혈관 강화작용, ◎항동맥경화작용, ◎지질대사 개선작용, ◎간장애 예방작용, ◎항소화성궤양작용, ◎항염증, 항알레르기작용 등 | 황련해독탕 · 대시호탕 · 시호가용골모려탕 |
| 황련(黃連) | ◎베르베린(berberine)<br>◎콥티신(coptisine) 등 | ◎중추억제작용(진통, 진정, 운동억제), ◎진경작용(항경련), ◎건위작용, ◎지사작용(설사 억제), ◎항소화성궤양작용, ◎혈압강하작용, ◎동맥경화 예방작용, ◎항염증작용, ◎면역활성화작용, ◎항균작용 등 | 황련해독탕 · 삼황사심탕 · 여신산 |
| 시호(柴胡) | ◎시호사포닌(saikosaponin)<br>◎펙틴(pectin)<br>◎지방산 등 | ◎중추억제작용(진정, 진해, 진통, 해열 등), ◎항소화성궤양작용, ◎간기능 개선작용, ◎항염증, 항알레르기작용, ◎스테로이드양작용, ◎스테로이드제부작용 방지작용, ◎지질대사 개선작용, ◎항스트레스작용, ◎인터페론 유기(誘起)작용 등 | 대시호탕 · 시호가용골모려탕 · 사역산 · 시호계지탕 · 가미소요산 |
| 생강(生姜) | ◎페오니플로린(paeoniflorin)<br>◎페오놀(paeonol)<br>◎탄닌(tannin) 등 | ◎중추억제작용(운동억제, 수면 연장 등), ◎해열, 진통작용, ◎항경련작용, ◎진해작용, ◎진토작용, ◎혈압강하작용, ◎강심작용, ◎타액분비 항진작용, ◎위장운동 개선작용, ◎항궤양작용, ◎간장애 예방, 개선작용 등 | 가미귀비탕 · 보중익기탕 · 반하후박탕 · 삼황사심탕 · 대시호탕 등 |
| 대황(大黃) | ◎센노사이드(sennosid)<br>◎모딘(emodin)<br>◎레인(rhein)<br>◎라타닌(ratanhin)<br>◎안트라퀴논(anthraquinone)<br>◎탄닌(tannin) 등 | ◎사하(瀉下)작용(하제작용), ◎항균작용, ◎향정신작용(자발운동억제 등), ◎신기능 개선작용, ◎항염증작용, ◎간기능 개선작용, ◎면역활성화작용, ◎지질대사 개선작용, ◎돌연변이원활성 억제작용, ◎ 인터페론 유기(誘起)작용 등 | 삼황사심탕 · 대시호탕 등 |
| 진피(陳皮) | ◎정유성분<br>◎플라보놀 배당체류(flavonol glycoside)<br>◎펙틴(pectin)<br>◎구연산 등 | ◎중추억제작용(자발운동억제, 체온하강, 마비연장작용 등), ◎항경련작용, ◎항염증, 항알레르기작용, ◎건위작용, ◎간기능 개선작용 | 보중익기탕 · 조등산 |
| 당귀(當歸) | ◎리구스틸라이드(ligustilide)<br>◎팔카리놀(falcarinol)<br>◎ 펙틴(pectin)<br>◎아라비노갈락탄(arabinogalactan) 등 | ◎면역활성화작용, ◎중추억제작용(진정 · 최면 연장, 혈압강하, 체온저하, 자발운동억제등), ◎진통, 해열작용, ◎근이완작용, ◎말초혈관 확장작용, ◎항염증, 항알레르기작용, ◎항종양작용, ◎항암제의 부작용 경감작용 등 | 당귀작약산 · 가미소요산 · 보중익기탕 |
| 인삼(人蔘) | ◎진세노사이드(ginsenoside)<br>◎베타시토스테롤(beta-sitosterol)<br>◎파나센(panacen)<br>◎비타민B군 등 | ◎중추흥분작용,<br>◎중추억제작용,<br>◎항스트레스, 항피로작용,<br>◎강장, 남성호르몬 증강,<br>◎뇌혈류량증가, 항염증, 혈압강하, 혈당강하, 지질대사 개선, 항궤양, 항종양작용,<br>◎항노화, 면역활성화, 간기능장애 억제작용,<br>◎향정신작용 등 | 보중익기탕 · 시호계지탕 · 귀비탕 |

## 용어해설 (한방관련)

한방의학에서는 특별한 표현이 있다. 자주 사용되는 표현 중 일부를 이곳에 소개하겠다.

**구어혈제(驅瘀血劑)** : 「어혈(瘀血)」을 목표로 쓰는 한방처방. 도인승기탕, 계지복령환 등을 가리키며, 넓게는 당귀작약산, 가미소요산 등 당귀, 천궁 등을 포함한 처방도 구어혈제라고 부르는 경우가 있다.

**기역(氣逆)** : 기의 역상. 상기하는 것.

**기울(氣鬱)** : 기의 정체로, 불안 상태나 우울 상태에서 보이며 목이 답답하고 막히는 느낌을 호소하는 경우가 많다. 인후 근육의 과도한 긴장에 의한 것으로 여겨지며, 근긴장을 풀어주는 후박 등의 기제(氣劑)가 쓰인다.

**기허(氣虛)** : 소화흡수기능 저하로 인해 원기(元氣)가 고갈되어 활발하게 활동할 수 없는 상태. 치료에는 인삼, 황기가 들어간 보중익기탕, 사군자탕 등을 쓴다.

**기혈수(氣血水)** : 기혈수는 일본 한방의학 병인론의 가설적 설명으로, 병에 걸렸을 때의 변화와 평상시 체질에 대해 논한다.

**리증(裏證)** : 안쪽의 병, 즉 내장에서 나타나는 증상으로 복통, 변비, 설사 등은 리증(裏證)이다.

**매핵기(梅核氣)** : 인후부 이물감. 인중자련(咽中炙臠)이라고도 한다. 오늘날 인후두 이상감각이라고 불리는 병태와 동일한 병태라고 생각된다.

**번경(煩驚)** : 신경과민상태. 번경(煩驚)이 있는 사람은 심하(心下) 혹은 배꼽부위(臍部)에서 동계(動悸)가 항진되어 있는 경우가 있다.

**번열(煩熱)** : 불쾌한 열감. 손이나 발바닥이 뜨거워 겨울에도 이불이나 옷 속에서 손발을 꺼내는 증상. 치자제(梔子劑)나 지황제(地黃劑)가 자주 쓰인다.

**번조(煩躁)** : 번(煩)과 조(躁) 모두 답답해하며 괴로워하는 상태로, 번(煩)은 자각증상이고 조(躁)는 손발을 동동 구르고 움직이며 괴로워하는 상태를 말한다.

**비위허약(脾胃虛弱)** : 소화기계 기능 전반이 약해진 상태로, 더욱이 면역계 기능도 포함해서 약한 상태. 비허(脾虛)와 같은 의미.

**상충(上衝)** : 「기(氣)」가 위로 올라가는 것. 기가 역상(逆上)하여 안면홍조가 되고, 두통과 동계(動悸)가 일어난다. 하지나 발의 냉증을 동반하는 경우가 많다. 계지를 쓰는 사용목표로 여겨진다.

**수(水)** : 혈액 이외의 체액 전반을 말하며, 그 기능도 포함한 개념이다. 생리적 상태에 있는 것을 진액, 병리적 상태에 있는 것을 담음(痰飮) 혹은 수독(水毒)이라고 부른다.

**신허(腎虛)** : 하초가 허약한 병. 정력 감퇴, 허리 이하의 권태(倦怠), 시력저하, 탈모, 빈뇨, 음위(陰萎), 이명 등의 증상을 일으킨다고 한다.

**심기병(心氣病)** : 신경증(neurosis). 오늘날에는 신경증이라 하지 않고 불안장애, 건강염려증 등에 해당한다.

**심번(心煩)** : 가슴이 답답한 증상.

**심중오뇌(心中懊惱)** : 무엇이라 표현할 수 없을 만큼 가슴 속이 답답하고 괴로운 병증.

**심하계(心下悸)** : 명치 부근에서 대동맥 박동을 강하게 느끼는 것. 제상계(臍上悸)라고도 한다.

**심하부(心下部)** : 상복부의 위장 부근. 심와부(心窩部). 명치.

**어혈(瘀血)** : 정체되어 변성(變性)된 비생리적 혈액의 의미. 다음과 같은 증상이 나타나는 경우가 많다. ①입이 건조하다, ②복부팽만감이 있다, ③전신 또는 국소 부위의 불쾌한 열감, ④피부점막의 자반(紫斑),청근(靑筋), 거친 피부 ⑤설진상 설변부위의 암자색, ⑥암자색 입술, ⑦검은 대변, ⑧출혈이 일어나기 쉬움, ⑨하복부 저항, 압통이 있음, ⑩특정 맥(깊고 강하게 압박시 만져지는 맥), ⑪월경장애 등

**연급(攣急)** : 근긴장이 강해서 근육이 오그라들고 땅기면서 뻣뻣해지는 증상, 강직성 경련과 유사하다.

**인중자련(咽中炙臠)** : 인후두부에 고깃조각이 걸린 듯이 이물감이 있는 것. 인후두부 이상감각과 동일.

**음양(陰陽)** : 전신적 또는 국소적으로 열 또는 에너지가 있는 상태로 신진대사의 항진상태를 양(陽)이라 하며, 반대로 차가운 상태로 신진대사의 저하상태를 음(陰)이라 한다.

**제하계(臍下悸)** : 복부대동맥의 박동이 현저하게 일어나는 것이며 배꼽 밑에서 촉지할 수 있다.

**진액(津液)** : 체액을 말한다.

**합방(合方)** : 두 가지 이상의 한방 처방을 합쳐서 하나의 처방으로 사용하는 것.

**허실(虛實)** : 허(虛)는 공허, 실(實)은 충실을 의미한다.「병에 저항하는 체력」이 있는 상태를「실(實)」이라 하며, 부족한 상태를「허(虛)」라고 한다.

**혈(血)** : 구체적으로는 혈액을 말하며, 그 기능을 포함한 개념이다. 혈(血)은 기(氣)와 함께 전신에 걸쳐 각 조직에 영양소를 공급하며, 또한 기에 의해 제어를 받는다. 혈의 이상에는 어혈(瘀血), 혈허(血虛) 등이 있다.

**혈허(血虛)** : 혈의 기능저하 상태. 즉 빈혈, 순환혈류량의 감소, 혹은 혈액, 면역계의 이상 등에 의해 허에 빠진 것을 가리킨다.

**흉협고만(胸脇苦滿)** : 심와부(명치)에서 협하부에 걸쳐서 저항, 압통이 있으며 불쾌감을 호소하는 경우를 말한다. 이것은 시호제의 사용목표이며, 환자의 허실에 따라 처방을 한다.

이상의 용어 해설은 일본한방의학연구소 감수의 한방의학텍스트 치료편(漢方医学テキスト 治療編). 의학서원(医学書院), 1995. 를 참조하여 그 일부를 기술하였다. 더욱 자세한 것은 위 도서를 참조하길 바란다.

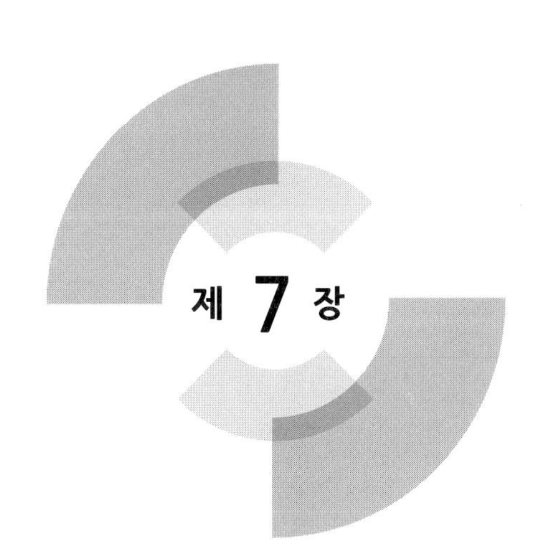


# 수면장애와 건강기능식품

## 1 건강기능식품에 대한 생각

### 1) 건강기능식품의 융성

맛있는 요리나 식재료, 인기 레스토랑 등을 다룬 미식(美食) 프로그램이 TV에서 활발하게 방송을 탄지 이미 오래다. 최근에는 음식과 건강에 대한 프로그램이 매우 인기가 있는 것 같다. 연예인과 사회자들이 취향에 따라서 음식이나 요리의 성분이 몸상태에 미치는 효능을 알기 쉽게 해설해준다. 때로는 몇명이서 특정 음식재료를 1-2주간 먹고 몸상태의 변화를 보는 작은 임상시험을 진행되기도 한다. 실제로 혈액성분의 조성이 바뀌거나, 혈액의 유동성이 눈에 띄게 향상됐거나, 피부 기미가 옅어지는 등 영상에서 보여지는 효과는 언제나 놀라울 정도이다.

건강 관련 잡지도 한창 인기가 있다. 몇몇 잡지가 경쟁하듯이 다양한 식재료가 갖고있는 놀라운 효능을 매호 마다 다루고 소비자의 체험담까지 가득 싣고 있다. 이처럼 많은 국민들이 건강에 대해 의식하면서 음식에 관심을 가지게 된 것은, 지금까지 일본 역사에서 처음 있는 일인지도 모른다.

이렇게 소비자 동향에 발맞추어 식재료를 농축하는 등 특정 성분을 섭취하기 쉽게 가공한 상품, 즉 건강기능식품 시장도 급성장을 이뤄왔다. 동네 약국이나 백화점 건강식품 매장에서는 클로렐라나 로얄젤리같은 옛날 건강기능식품뿐만 아니라, 들어본 적 없는 새로운 재료를 쓴 것까지 다양한 건강기능식품이 빼곡하게 진열되어 있다.

10년전만 해도 생소했던 서플리먼트(보충제)라는 호칭도 이미 우리에게 너무나 친숙하다. 약국, 마트, 편의점에서 비타민, 미네랄, 허브 등의 건강기능식품이 매우 저렴한 가격에 판매되고 있으며, 이들 대부분 서플리먼트로 분류되어 불리우고 있다. 인터넷에서는 해외서 생산된 서플리먼트 등을 개인 수입으로 구매대행하는 사이트가 많이 있어서, 이제 해외 서플리먼트도 마음만 먹으면 쉽게 구할 수있다.

건강기능식품이 이렇게 꾸준하게 보급되고 인기를 끌고 있다는 점은 누구나 느낄 수 있을 것이다. 공식적인 시장통계는 아직 없으나 어느 민간조사에 의하면, 2000년 이후에는 건강기능식품의 매출이 일반의약품(의사의 처방전 없이 약국에서 살 수 있는 의약품)의 매출을 넘어서 훨씬 더 성장하고 있다고 한다. 일본인의 60%가 일상적으로 건강기능식품을 섭취하고 있다는 데이터도 있을 정도이다.

이러한 건강기능식품이나 서플리먼트 중에서 수면장애에 효과를 내세우고 있는 것이 몇 개 있으나, 그에 관한 정보가 아직까지 널리 알려져 있지는 않은 듯하다. 이 장에서는 그에 관한 기초적인 정보를 제공하고자 한다.

### 2) 건강기능식품의 행정상 위치

실은 「건강기능식품」도 「서플리먼트(보충제)」도 속칭(俗稱)으로, 공식적인 명칭이 아니다. 후생노동성(역자 주: 우리나라의 보건복지부, 식품의약품 안전청, 고용노동부를 합쳐놓은 듯한 행정조직)은 항상 「이른바, 건강기능식품」 등 처럼 「이른바」를 붙여서 표현한다. 이러한 점은 행정상에서 건강기능식품이 놓인 미묘한 입장을 잘 나타내고 있다.

건강기능식은 어딘가 불명확하고 드러나지 않은 면이 있는 듯한 인상이다. 그런 인상은 어디에서 오는 것일까.

약선요리 등으로 대표적으로 알려졌듯이, 음식은 건강을 유지하고 병으로부터 회복을 촉진한다. 우리의 건강에 대한 상식의 하나로, 옛날부터 「의식동원(医食同源)」이라는 말에서 건강의 의미를 직관적으로 이해해왔다. 한편, 지금 현대에서 우리의 문화는 천연물이 지니고 있는 약효를 추구하며,「의약품」이라는 엄밀히 말해서 좀 더 새롭고 세련된 제품 카테고리를 만들어냈다. 그렇다면 식품의 효능을 더욱 끌어낼 수 있도록 가공한 건강기능식품은 일반 식품인가 아니면 의약품인가. 혹은 제3의 카테고리라고 해야 할까?

건강기능식품을 행정상 어떻게 취급해야 하는지는 매우 복잡하고 민감한 문제이며, 마찬가지로 세계의 선진국들도 지금 이 순간 머리를 짜내고 있다. 국민의 건강과 일상생활에 직접 관련있을 뿐만 아니라, 식품행정과 의약품행정의 관할권에 관한 문제이며, 식품업계와 의약품업계의 이해와도 직결된다.

일본도 건강기능식품의 취급에 대해서 고심을 거듭해왔다. 실제로 20년 정도 전에 행정부와 관련업계가 건강기능식품을 둘러싸고 각각 식품과 의약품 두 편으로 나뉘어 격하게 줄다리기를 하여, 관계자들 사이에서도「식약전쟁」이라고 불릴 정도였다. 그리고 현재 논의가 격하게 되는 상황을 제2차 식약전쟁이라고 하는 목소리도 있다.

일본 후생노동성은 적절한 건강기능식품 취급을 위해「특정보건용식품」등의 새로운 카테고리를 만들었으나, 후에 서술하듯 여기에는 건강기능식품의 극히 일부만 들어간다. 많은 건강기능식품은 아직 일반식품과 함께 취급되며, 어떠한 좋은 효능이 있다한들 그것을 사람들에게 광고하는 것이 허용되지 않는다. 따라서 건강기능식품 업계는 효능을 여러 다른 방법으로 암시하는 등의 법규제에 저촉하지 않도록 하는 것이 일반적이다.

그리고 충분하게 촘촘하지 않은 법규제망을 피해 일부에서는 부적절한 건강식품이 판매되고, 이로 인해 사람들의 건강을 해치는 극단적인 사례도 생기고 있다. 또한 신문에는 책광고의 형태로「암이 사라졌다」는 등 선정적인 건강기능식품 광고가 범람하고 있다. 이런 경우들 때문에 건강기능식품 전체가 신용도를 떨어뜨리고 있다. 대다수의 건강기능식품에게 매우 불행한 행태이다.

몸의 컨디션을 조절하며 유용한 성분이 종종 포함되어 있는 건강기능식품도 있다는 점은 틀림없이 사실이다. 건강기능식품을 무조건적으로 전부 부정하는 것은, 건강기능식품을 맹목적으로 신용하는 것과 마찬가지로 비합리적인 행위이다. 건강기능식품의 실질적 가치에 따라 그에 맞는 용도와 범위가 있을 것이다. 건강기능식품은 우리 문화가 만들어낸 재산의 일부로서, 그 가치에 맞게 사회에서 적절하게 자리잡을 수 있도록 우리는 더욱 고심해야 한다.

### 3) 식품의 3차기능과 생활습관병

식품에는 크게 3가지 기능이 있다고 한다. 첫번째로, 식품은 우리가 생명활동을 유지하고 번식할 수 있도록 중요한 영양공급원이 된다(1차기능=영양). 두번째로, 식품은 미각과 후각 등에 작용해서 먹고 맛보는 행위의 기쁨을 알려준다(2차기능=감각). 그리고 세번째로, 식품에는 복잡한 신체 메커니즘에 작용하여 건강을 유지시키는 중요한 기능이 있다(3차기능=건강상태 조절). 건강기능식품이란, 3차기능을 판매하는 것으로 상품화된 식품의 총칭이라고 할 수 있다.

식량이 충분하지 않은 시대나 지역에서는 굶어죽지 않는 것이 사람들에게 가장 중요한 사안이었다. 그러한 사회 환경에서는 사람들은 식품의 3가지 기능 중 1차기능만을 강하게 의식한다. 사회가 어느 정도 풍요로워지면 식량부족이라는 불안이 사라지고, 먹고 맛보는 것에 가치를 둔 미식(美食)의 즐거움, 즉 식품의 2차기능에까지 관심을 쏟는 여유가 생긴다. 한층 더 여유가 생겨 고령까지 사는 것이 보통 일이 되면, 사람들은 언제까지나 젊고 아름답고 건강해지고 싶다고 바라게 된다. 이렇게 식품의 3차기능이 사람들의 마음을 사로잡을 수 있게 하는 기반이 생긴다.

또한 질병에 대한 생각도 시대와 함께 변화한다. 최근, 이른바 성인병 발병 배경에는 장기간에 걸친 부적절한 생활습관(식습관, 운동습관, 휴양, 흡연, 음주 등)이 있다는 생각이 일반화되어, 이것들을 생활습관병이라 부르게 되었다. 그리고 부적절한 생활습관을 바로잡음으로써 질환을 예방하자며, 일상의 생활습관을 돌아보도록 사람들에게 주의를 환기시키는 노력을 하게 되었다. 이러한 배경 또한 사람들의 관심이 식생활로 향하는 원인 중 하나라고 생각된다.

그리고 바로 이러한 움직임에 발맞추어, 최근 과학의 진전은 많은 식품성분이 생체를 방어하고, 컨디션 리듬을 조절하며, 질병을 예방하고, 질병으로부터 회복을 시키며, 노화를 늦추는 등 체내에서 중요한 작용을 하고 있다는 점을 차례차례 밝혀왔다. 이러한 새로운 지식과 지견이 사람들의 관심과 정확히 맞아떨어져, 현재의 유기농이라던가 건강한 식재료에 대한 붐을 일으켰다고 생각된다.

### 4) 서플리먼트와 특정보건용식품(特定保健用食品)

건강식품 중, 특별히 정제나 캡슐제 등의 모양을 가진 것, 해외원산지 식품재료를 원재료로 하는 것, 패션성을 상품가치의 일부를 이루고 있는 것 등은 상업적인 판단에서 「서플리먼트(supplement)」라고 칭해지는 경우가 많다. 서플리먼트는 공식적인 호칭이 아니지만, 수면장애에 활용할 수 있는 것 중에 서플리먼트라고 불리는 것들이 많기 때문에, 이 장에서는 주로 서플리먼트라는 말을 사용하기로 하겠다.

서플리먼트가 가지는 3차기능(건강상태 조절 기능)은, 때에 따라서 의약품의 역할과 겹치는 경우가 있다. 실제로 동일한 제품을 어떤 나라에서는 서플리먼트로 취급하는데, 다른 나라에서는 의약품으로 취급하는 일이 종종 있다. 예를 들면, 일본에서는 의사의 처방전이 필요한 한약이 미국에서는 서플리먼트로 취급되고 있다. 또한 후생노동성은 2001년에 비타민제와 상당수의 생약을 의약품에서 서플리먼트(식품)으로 변경하였다. 이것도 양자를 행정적으로 구분하는 것의 어려움을 나타내는 일례라고 할 수 있다. 이렇듯 서플리먼트와 의약품 간에는 반드시 본질적인 차이가 존재하는 것이 아니므로, 서플리먼트라고 해서 그 효능을 일괄적으로 경시해서는 안된다.

또한, 건강기능식품 중에는 「특정보건용식품(特定保健用食品)」(소위 토쿠호(トクホ)) 라고 불리는 것이 있다. 이것은 정해진 품질, 안정성, 유효성 등의 데이터를 후생노동성에 제출해서 약사 · 식품위생심의회 심사에 합격한 것으로, 이른바 건강기능식품 중에서 우등생 같은 식품이다.

특정보건용식품은 한 예로 「혈당 수치가 신경쓰이기 시작한 분들에게」 등의 형태로 효능을 표시하는 것이 허가되어 있으며, 일반식품이나 특정보건용식품 신청을 하지 않은 건강기능식품과 차별화되므로, 최근 점점 대기업 식품업체를 중심으로 특정보건용식품 허가를 받는 일이 늘어나고 있다.

그러나 유감스럽게도, 수면장애에 직접 관련된 목적으로 특정보건용식품 허가를 받은 제품은 현재 시장에 없다. 현재 허가된 특정보건용식품은「위장상태」,「콜레스테롤」,「중성지방」,「체지방」,「혈압」,「혈당」,「무기질 흡수」,「뼈의 건강」,「치아 건강」의 영역뿐이다.

이처럼 특정보건용식품이 특정 영역에 집중이 되어버리는 이유 중 하나는, 질환 영역에 따라 요구되는 데이터를 수집하는 난이도가 다르기 때문이다. 예를 들면, 임상시험에서 통계적으로 수면장애의 개선을 확인하는 것은 상승한 콜레스데롤의 저하를 관찰하는 것보다 기술적으로 훨씬 어렵다.

2001년 봄부터 정제, 캡슐제 등의 형태를 가지는 제품도 특정보건용식품 인가를 받는 길이 열렸으나, 그 이전에는 의약품으로 오인할 수 있다며 인가를 받지 못했다. 이러한 점도 비식품기업이 특정보건용식품를 취득하는 의욕을 꺾는 원인이 되었다고 볼 수 있다. 이 밖에도, 특정보건용식품 허가를 받기 위해서는 상당한 시간과 자금투자가 필수적이어서 중소업체는 참여하는데 부담이 너무 크다는 점도 무시할 수 없다.

즉, 특정보건용식품 허가를 받은 제품은 좋은 제품이라고 할 수 있으나, 그 반대도 반드시 성립되는 것은 아니다. 특정보건용식품 허가를 받지 않았다고 해서 그 서플리먼트가 그다지 좋지 않다고 판단하기는 이르다.

### 5) 좋은 서플리먼트를 고르기 위해서

현재 시장에는 여러가지 서플리먼트가 넘쳐난다. 많은 기업이 같은 종류의 제품을 경쟁하며 판매하고 있으며, 단순히 가격만을 비교해도 상당한 차이가 있는 경우가 많다. 품질을 비교하기는 쉽지 않으나, 최근 미국에서 인삼(고려인삼)이나 세인트존스워트(St John's wort) 제품을 다수 구입해서 품질검사를 한 데이터 자료가 발표되었다. 그 결과에 의하면, 제품에 따라 품질에는 천양지차일 만큼 차이가 컸으며, 그 중에는 활성성분이 거의 검출되지 않은 것도 있었다. 일본에서 서플리먼트 품질을 비교한 데이터 자료는 없지만, 미국보다 법규제가 훨씬 관대하다는 점을 고려한다면, 아마도 비슷한 상황이라고 상상할 수 있을 것이다.

서플리먼트는 복용하고 바로 효과를 체감할 수 없는 것이 많기 때문에, 품질의 좋고 나쁨을 오감으로 감별하기는 어렵다. 좋은 서플리먼트를 고르는 가장 확실한 방법은 좋은 회사의 제품을 선택하는 것이다. 광고를 통해 들어 본 적 있어서 골랐다거나 고가의 제품이라서 선택하는 것은 결코 현명한 방법이 아니다. 인지도는 광고선전에 들인 비용에 비례하며, 그 광고비는 경비로서 가격에 반영되기 때문이다. 판매처가 오랜 신뢰와 실적이 있는 회사라면, 그 제품은 최소한의 품질 수준에 이를 것으로 기대할 수 있다. 그러나 서플리먼트 회사는 대개 역사가 짧으며 이름도 알려지지 않는 경우가 많다. 그러한 경우에는 다음과 같은 점에 주목하여 살펴보는 것이 좋다.

〈바람직한 신호〉

● 활성성분 함량이 표기되어 있다.

미국의 서플리먼트는 활성성분 함량으로 표준화되어, 항상 일정 수준의 함량을 보장하고 있는 것이 보통이다. 그러나 일본은 서플리먼트 성분함량 표시를 의무화하고 있지 않아, 가장 기본적인 정보인 '무엇을 얼마나 포함하고 있는지'를 제공하지 않는 서플리먼트가 많다. 품질에 자신이 있는 회사는 함량을 스스로 명시하고 있고, 혹시나 없더라도 물어보면 답해준다.

● 임상데이터를 나타낼 수 있다.

책임감 있는 회사는 판매하는 제품이 실제로 얼마나 효과가 있는지를 어떤 수단으로든 확인할 것이 분명하다. 임상데이터를 청구하면 그 회사와 제품의 수준을 짐작할 수 있다.

〈주의해야 할 신호〉

다음의 사례에 해당하는 회사의 제품은 주의하는 편이 좋다.

△ TV광고나 신문광고 등 화려하게 선전한다.

△ 제품가격이 같은 종류의 제품군과 비교해서 훨씬 비싸다.

△ 극적으로 개선된 사례만 강조한다. 혹은, 같은 상품이 어느 병에라도 효과가 있다고 주장한다.

△ 자료를 요구해도 체험담만 보여준다. 그리고 실제 인물인지 확인할 방법도 없다.

△「유명인이나 OO선생님이 보장하는 효과」라며 과시한다. 그러나 OO선생님 이외의 전문가가 추천하는 모습은 볼 수 없다.

△ 선전에 속임수를 쓴다. 타사 제품의 연구 데이터를 자사의 것처럼 인용하거나, 불리한 점을 숨긴다.

서플리먼트는 법규제도 정비되어 있지 않은 발전 중인 제품 카테고리에 속하므로, 항상 새로운 정보를 수집하고 특히나 제품 안정성에 관한 정보에 대해서 항상 주의를 기울여야한다.

국립건강 · 영양연구소*는 홈페이지에서 건강식품의 안정성 · 유효성에 관한 유익한 최신 정보를 제공하고 있으므로, 수시로 체크하여 피해를 피할 수 있도록 한다.

## 2 불면증에 도움이 되는 서플리먼트

편안한 수면을 위한 서플리먼트로 일본에서 가장 알려져있는 것은 멜라토닌일 것이다. 카모마일로 대표되는 허브도 수면을 유도하는 것으로 잘 알려져 있다. 그러나 미국에서는 더 다양한 서플리먼트와 허브를 활용하고 있다. 국제화의 진전으로 해외와 국내의 정보 격차는 점차 줄어들고 있으며, 다양한 해외 서플리먼트가 일본에도 소개되고 있다.

그 중에는 멜라토닌이나 카바 등과 같이, 일본에서는 의약품으로서 승인을 받지 않는 한 시판할 수 없는 서플리먼트도 있다. 그러나 이것들을 개인적으로 사용하기 위해 해외여행의 기념품으로 사오거나, 인터넷에서 개인적으로 구매하는 것은 법으

* 참고> 국립건강·영양연구소 홈페이지 건강기능시품등 안전성·유효성 정보 https://hfnet.nibiohn.go.jp

로도 허용하고 있다. 국경의 벽은 한층 낮아지고, 실질적으로 입수할 수 있는 상품은 늘어나고 있다.

많은 서플리먼트 중에는 불면증에 도움이 된다고 여겨지는 것도 있고, 사용할 때 충분히 주의해야 하는 것도 있다. 그러나 일본에서는 역사와 문화, 사회제도 등 여러 환경적 제약에 의해, 서플리먼트의 기본적인 정보가 매우 부족하다. 이하에서는 수면장애에 쓰이는 주된 서플리먼트나 일본에서 화제가 되고 있는 서플리먼트 등을 다루며, 그 과학적 배경, 사용상 주의사항 등에 대해서 설명하겠다.

대부분의 허브는 캡슐제 혹은 정제 서플리먼트로서나 허브티로 쓰인다. 허브티는 서플리먼트라기보다 식품(기호음료)이라고 부르는 편이 더욱 적절하겠지만, 여기에서는 서플리먼트 항목에 일괄적으로 포함하겠다. 또한 일부 허브는 주로 아로마테라피(방향요법)로 불면증에 사용되고 있으며, 투여방법이 경구 투여가 아니므로 서플리먼트와는 구별하여 취급한다. 그리고 대표적인 식품 · 음료에 대해서도 항목을 나누어 서술하겠다.

### 1) 멜라토닌(Melatonin)

[기원]

멜라토닌은 뇌의 송과선에서 만들어지는 호르몬으로, 일주기리듬을 조절하고 광주기성(photoperiodism)으로 일조시간의 길이에 따라 달라지는 생물의 계절행동, 발육, 생식 등을 조절한다. 양서류와 식물도 같은 호르몬을 만든다. 서플리먼트의 원료는 대부분이 합성 멜라토닌으로, 구조는 천연물과 동일하다.

[용도]

불면증, 해외여행시 시차증후군, 야근으로 인한 일주기리듬 수면장애 등에 널리 쓰인다. 통상 3 mg까지를 취침 전에 복용한다. 2주 이상 연속으로 복용하는 경우에는 의사의 지시에 따르는 것이 바람직하다.

[각국에서의 취급]

미국에서는 서플리먼트로 취급되지만 일본에서는 미승인 의약품이다. 서구의 많은 나라에서도 의약품으로 다루어진다.

[약리]

서플리먼트로서의 멜라토닌은 수면작용이 있으며, 변연계에 있는 수용체를 통해 작용한다. 고용량에서는 체온저하작용과 항산화작용을 나타낸다. 또한 흉선의 세포사멸(apoptosis)을 억제하는 작용을 한다.

[임상]

불면증 환자의 수면도입시간을 단축하고 수면의 질을 향상시키는 이중맹검 자료가 몇 개 있으나, 부정적인 결과도 같이 있다. 벤조디아제핀을 장기간 사용하고 있는 불면증 환자의 약물에서의 이탈을 유의하게 촉진했다는 이중맹검 보고가 있으나, 반대로 플라시보와 차이가 없다고 하는 보고도 있다.

시차증후군에 대해서는 EBM(Evidence-Based Medicine)의 중심이 되는 코크란 연합(Cochrane collaboration)에서 체계적으로 임상논문를 분석(코크란 리뷰), 검토한 후에 '멜라토닌은 시차증후군의 예방과 치료에 뚜렷한 효과가 있다'고 보고하였다. (+저자 주 : 최근 치료의 흐름은 과학적인 근거에 따라 결정해야 한다는 이른바 증거중심의학(evidence-based medicine)의 견해가 확산되고 있다. 영국을 발상지로 하는 코크란 연합(Cochrane collaboration)은 그 핵심적인 존재로, 전세계의 전문가가 자신있는 관련 분야마다 그룹을 만들어, 평가해야 할 치료법을 정하고 거기에 대한 전세계의 논문을 체계적으로 망라하고 수집하여, 메타분석(meta-analysis) 등의 통계학적인 방법을 구사하여 비판적으로 평가하고, 요약 정리하여 치료의 근거를 요구하는 사람들에게 제공하고 있다.)

암과 면역질환에 대한 효과를 지지하는 자료는 아직 불충분하다. 항노화, 순환기질환의 개선과 예방, 우울증과 계절성 정동장애에 대한 효과, 성기능장애에 대한 효과 등이 주장되고 있으나 근거가 불충분하다.

[주의]

부작용으로는 복부불쾌감, 아침 피로감, 주간졸음, 두통, 머리가 무거움, 우울, 무기력, 경도인지장애, 기억상실, 불임, 발작활동(seizure activity) 증가, 남성의 성욕감퇴, 저체온, 망막장애, 여성형유방, 정자수 감소 등이 보고되었다.

다음과 같은 사람에게는 사용을 권하지 않는다. 소아, 임신 중 · 수유 중인 여성, 우울증 환자, 기계나 정밀한 기구를 다루는 사람, 임신을 계획하는 사람, 발작활동이 있는 사람, 65세 이상으로 진정제나 알코올을 복용하고 있는 사람은 약물 사용시 주의해야 한다.

아스피린, 비스테로이드성 소염진통제(NSAIDs), 베타 차단제(β-blocker)는 멜라토닌의 혈중농도를 저하시킨다. 플루복사민은 반대로 멜라토닌의 혈중농도를 상승시킨다. 벤조디아제핀, 항히스타민제, 항우울제, 기타 진정효과 있는 약물과의 병용은 진정작용을 증강시키고 부작용을 증가시킬 수 있다. 부신피질호르몬제(코르티코스테로이드)와의 병용은 부신피질호르몬의 효과를 약하게 할 수 있다.

시중에 시판되고 있는 멜라토닌의 원료는 대부분이 합성품이지만, 소의 송과선에서 추출한 멜라토닌을 사용하는 제품도 있으므로 주의가 필요하다.

### 2) 쥐오줌풀(길초근, Valeriana fauriei Briquet)

Valeriana officinalis L.(마타리과의 쥐오줌풀)의 뿌리. 불면증에 서양에서 대표적으로 사용되는 생약으로, 그리스 · 로마시대부터 그 약효가 알려져 히포크라테스나 갈레누스도 쥐오줌풀을 치료에 사용하였다.

[용도]

불면증 전반에 널리 쓰인다.

[각국에서의 취급]

일본과 미국에서는 서플리먼트이나, 독일 등 서구의 몇몇 나라에서는 의약품으로 승인되었다. 독일의 의약품재평가위원회인 커미션E(commission E)(+저자 주 : 커미션E(commission E) : 독일은 1970년대 후반부터 약 20년을 소비하면서 지금까지 모든 기승인된 의약품을 재평가했다. 생약제제에 대해서도 전문가위원회(커미션E)가 설치되어 매우 엄밀한 재평가가 이루어졌다. 제약회사는 모든 문헌 자료를 제출하는 것이 요구되어서, 때로는 회사내 데이터나 진료기록카드까지 정밀 조사가 이루어졌다. 그 결과 254개 생약제제가 다시 승인됐고 126개 생약제제는 재승인을 받지 못했다. 공개된 조사 결과는 담당위원회의 이름을 따서 커미션E 모노그래프로 알려졌으며, 세계 많은 나라에서 생약제제의 유효성 및 안전성에 관해 신뢰할 수 있는 전문가의 견해로 인용되고 참조되고 있다.)가 승인한 적응증은 「불안정한 상태, 정신적 상태에 의한 수면장애」이다.

[약리]
주된 활성성분은 세스퀴테르펜(sesquiterpene)의 길초산(발레르산, valeric acid)으로 중추신경계 진정작용, 항불안작용, 근이완작용, 혈압강하작용 등을 한다. 길초산은 시냅스 사이에서 GABA의 방출을 촉진하고 재흡수 작용을 저해하여 그 농도를 높인다. 쥐오줌풀 추출물에는 GABA 뿐만 아니라 글루타민도 꽤 높게 함유되어 있으며, 뇌 안에서 GABA로 변화된다고 생각된다. 이와 같은 함유성분인 리그난(lignan)의 일종인 하이드록시피노레시놀(hydroxy pinoresinol)은 벤조디아제핀 수용체에 결합한다.

[임상]
쥐오줌풀의 불면증에 대한 효과를 검토한 플라시보 대조 이중맹검 시험이 스무건 가까이 행해진바 있다. 입면시간이 단축되고 수면의 질이 개선되는 등의 결과가 나타났다. 효과 발현은 비교적 늦게 2, 3주에서 수주 이상 걸리는 경우도 있으나, 의존성이 없고 안전하다.

[주의]
쥐오줌풀에는 특별히 심각한 부작용이 없다. 드물게 복부불쾌감이나 접촉성피부염이 있을 수 있다. 또 장기 복용에 의한 두통, 불면증, 동공산대 등이 있을 수 있다.

쥐오줌풀은 다른 중추신경계 진정제(바비튜레이트계(barbiturates), 벤조디아제핀계(benzodiazepine))의 작용을 증강시킨다. 알코올과의 병용으로 효과가 증강된다는 자료는 없으나, 병용은 권하지 않는다. 쥐오줌풀 복용 후 몇 시간은 기계 조작이나 자동차 운전을 피해야 한다.

### 3) 카바(Kava)

[기원]

Piper methysticum G.foster(후추과(piperaceae) 카바)의 근경(根莖). 오래 전부터 남태평양의 섬에서 제사의례를 치룰 때 정신을 안정시키고 의식을 맑게 하는 음료로서 사용되었다.

[용도]

정신 흥분, 긴장, 불안 등에 의한 불면증에 쓰인다.

[각국에서의 취급]

미국에서는 서플리먼트이지만 일본에서는 미승인 의약품이다. 독일에서는 의약품이다. 커미션E 모노그래프에서 적응증은「정신적인 불안감, 스트레스, 불안정 상태」이다.

[약리]

카바에는 항불안작용이 있으며 진정작용, 항경련작용, 중추성 근이완작용이 있는 것으로 보고되었다. 주된 활성성분은 카바락톤(kavalactones) 또는 카바피론(kavapyrones)으로, 중추성 항경련작용과 근이완작용이 있다. 카바를 투여함으로써 뇌의 도파민과 세라토닌이 증가하며, 노르에피네프린의 작용을 억제하고 B형 모노아민산화효소(MAO-B)를 가역적으로 저해한다. 카바락톤은 비(非)오피에이트(non-opiate) 경로를 통해 항침해수용작용(antinociceptive action)을 높이고 진통작용을 나타낸다. 또한 COX 저해에 의한 항혈전작용(antithrombosis)도 보고되었다. 또한 카바의 지용성성분은 자발운동을 억제하고 뇌내에서 GABA-A의 작용을 증강시킨다.

[임상]

10건 정도의 이중맹검 시험 결과, 불안장애에 대한 카바의 효과가 플라시보보다 좋다는 결과, 또는 통상의 항불안제와 효과 차이가 없다는 결과가 보고되었다. 코크란 리뷰에서도 '카바는 불안장애에 플라시보보다 효과가 있는 것 같다'고 보고하였다.

[주의]

카바는 임신 중이거나 수유 중, 내인성 우울증 환자에게는 금기이다. 장기간 복용하면 피부, 머리, 손톱 등이 일시적으로 노랗게 될 수 있다. 그러한 경우에는 사용을 중지한다. 또한, 중추성 약물(알코올, 바비튜레이트계, 기타 향정신약물 등)의 작용을 증강시킬 가능성이 있다. 의사의 지시 없이 3개월 이상 연속하여 사용하지 않을 것. 카바 사용은 기계 조작이나 운전할 때의 운동 반사와 판단에 영향을 끼칠 수 있다.

[비고]

카바는 세계에서 현재 가장 주목받고 있는 생약 중 하나이다. 그 이유는 앞서 서술한 것과 같이 분명한 임상효과가 있는 반면, 혹시 위험한 부작용은 없는지 논란이 되고 있기 때문이다.

카바를 계속 복용한 후 중등도의 간기능장애가 발병되었다는 케이스가 세계에서 몇십개 보고되었고, 그 중 간부전에서 간이식으로 이어진 사례가 10건 넘게 보고되었다. 2001년 말부터 세계 각국에서는 판매를 금지하거나(프랑스, 캐나다 등), 제품 리콜을 명령하는(영국, 호주 등) 등의 조치를 취했다. 미국은 소비자와 의료전문가에게 경고를 하였고, 일본은 행정기관에서 사용상 주의를 요하는 공지를 내보냈다(일본에서는 시판되어 있지 않기 때문이다).

자세히 살펴본다면 대부분의 부작용 증례에서 정보가 불충분하고, 카바와의 인과관계도 반드시 분명하지는 않다고 한다. 또한 10년간 서구에서 판매된 양(2억 5천만회 복용분량)과 비교하면 빈도는 지극히 낮다. 영국의 웨일즈에서는 한번 금지했었으나 후에 철회하였고, WHO도 카바의 금지를 다시 고려하기로 결정하였다. 그러나 복용에 관해서는 상기에 명시된 점을 주의해야 한다.

### 4) 성 요한풀(서양고추나물, St. John's Wort)

[기원]

성 요한풀은 Hypericum perforatum L. (물레나물과)의 지상부. 로마시대부터 질병이나 사악한 것들을 멀리하게 하는 힘이 있다고 믿어졌으며, 감염증이나 우울, 불안, 불면 등에 사용되어 왔다. 성 요한 탄생 대축일(6월 24일) 쯤에 꽃이 만개하므로 성 요한의 식물이라고 이름 붙였다고 한다.

[용도]

기분이 저하, 우울에 따른 불면 증상에 쓰인다.

[각국에서의 취급]

일본과 미국에서는 서플리먼트로 분류된다. 한편 독일에서는 의약품으로 승인되어 우울증에 사용하는 일반적인 현대의약품보다 성 요한풀을 더 자주 활용한다. 독일의 커미션E 모노그래프에서 말한 적응증은 내복약 용도로서 자율신경장애 증상, 우울, 불안, 정신불안정에 활용된다. 유성제제(油性製剤)는 소화불량에 쓰이며, 외용제 용도의 유성제제는 타박상, 근육통, 제1도 화상에 쓰인다.

[약리]

성 요한풀의 효능으로는 완만한 항우울작용, 진정작용, 항불안작용이 있다. 주된 활성성분은 플라본(flavone)이나 플라보놀(flavonol) 유도체, 크산톤(xanthone), 하이페리신(hypericin), 하이퍼포린 (hyperforin) 등이다. 하이페리신은 예전에 MAO저해 활성이 있다고 여겨졌으나 현재에는 부정되었다. 하이퍼포린은 세로토닌, 노르에피네프린, 도파민의 재흡수 작용을 저해하고 피질의 베타-아드레날린수용체(β-adrenergic receptor)와 세로토닌 수용체를 하향조절(down-regulation)한다. 아드레날린 신경전달계 뿐만 아니라 멜라토닌의 내분비계에도 항우울작용으로 관여한다. 성 요한풀의 항우울작용은 몇 가지 작용기전이 총체적으로 나타난다고 생각되고 있다. 유성제제는 플라보노이드에 의한 항염증작용을 나타낸다. 하이퍼포린에는 항균작용이 있다.

[임상]

대략 30건의 이중맹검 시험이 보고되었으며, 경도에서 중등도의 우울증에 대한 효과가 확인되었다. 프로작과 이미프라민 등 항우울제와 유효성에서 통계적으로 차이가 없고 부작용이 적다는 결과도 있다. 다만 최근에 시행된 중등도의 우울증에 대한 이중맹검 시험에서는 유효성을 보이지 않았다. 코크란 리뷰에서는 '성 요한풀은 경도에서 중등도의 우울증에 대해 플라시보보다 효과가 있다는 근거가 있다. 다른 항우울제와 동일한 정도의 효과가 보장된다고 하기에는 충분한 근거가 부족하다'고 하였다.

[주의]

통상 사용을 하는 한 특별한 부작용이 보고된 적은 없다. 다만, 탄닌(tannin)이 포함되므로 복부불쾌감을 발생시킬 수 있다. 또한, 야생의 성 요한풀을 과량으로 먹은 가축이 광과민증을 나타내는 경우가 보고되었다. 따라서 피부가 민감한 사람은 복용 후 직사광선에 주의해야 한다.

성 요한풀은 약물대사효소인 시토크롬P450(특히 서브타입인 CYP3A4와 CYP1A2)을 유도하며, 다양한 약물대사에 영향을 끼친다. 예를 들면 인디나빌(indinavir), 디곡신(digoxin), 사이클로스포린(cyclosporine), 테오필린(theophylline), 와파린(warfarin), 경구피임약 등과 병용하면 해당 약물들의 대사 촉진 효과가 감소된다고 한다. 따라서 다른 약물과 병용할 때에는 충분히 주의해야 한다.

### 5) 인삼(Ginseng)

[기원]

Panax ginseng C.A.Meyer(두릅나무과)의 뿌리. 일본에서는 약용인삼, 조선인삼, 고려인삼 등이라 불리며 예로부터 자양강장, 항스트레스 효과를 목적으로 사용되어왔다. 조제법에 따라 홍삼(紅蔘) 혹은 백삼(白蔘)이라 불리기도 한다. 아시아 국가 뿐만 아니라 서구에서도 그 약효가 잘 알려져있으며, 가장 오래되고 가장 많이 연구된 약용식물 중 하나이다.

[용도]

심신의 피로와 스트레스에 의한 불면증에 쓰인다.

[각국에서의 취급]

일본에서는 의약품으로 활용되면서 서플리먼트에도 사용된다. 또한 미국은 서플리먼트, 독일은 의약품으로 승인받았다. 독일의 커미션E 모노그래프의 적응증은「피로, 쇠약, 일의 능률과 집중력 감퇴, 수술이나 질병후 회복기의 강장제」이다.

[약리]

주요 활성성분은 스테로이드사포닌(steroidsaponin)인 진세노사이드군(ginsenoside)이다. 인삼에는 30종류 이상의 진세노사이드가 포함되어 각각 다양한 약리작용을 한다. 항종양작용, 항산화작용, 항혈소판작용, 항바이러스작용, 알콜대사 촉진작용, 심장에 대한 작용, 항고지혈증작용, 항고혈당작용, 항스트레스작용, 항피로작용 등이 보고되었다.

중추신경계에 관계되는 연구로는 다음과 같은 것들이 있다. 인삼은 자발운동(spontaneous movement)을 억제하지 않는 용량에서 공격성을 뚜렷하게 억제한다. 암페타민에 의한 활동성 항진효과를 증강시키지만 집단사육시의 스트레스 항진은 억제한다. 인삼은 펜토바비탈(pentobarbital)에 의한 수면과 자발운동에 대해 영향을 끼치지 않는다. 항침해수용작용이 있고 할로페리돌에 의한 강직증(catalepsy)을 증강시키나 5-HTP(세로토닌 전구체)와 L-DOPA(도파민 전구체)의 작용을 완화시킨다. 또한 페노바비탈과 디아제팜의 항경련작용을 증강시킨다.

진세노사이드 Rg2와 Rg3는 니코틴성 아세틸콜린 수용체(nicotinic ACh receptor, nAChR)와 GABA수용체를 저해하고, 아세틸콜린 자극에 의한 카테콜아민의 분비를 억제한다. 또한, 진세노사이드 이외의 성분이 니코틴성 아세틸콜린 수용체와 결합하여 니코틴양작용(nicotine-like action)을 나타내어 활성을 높인다. 이러한 예시와 같이 다양한 성분이 다방면으로 작용하기 때문에 복합적 적응소(adaptogen)로서의 효과를 나타낸다고 설명한다.

[임상]

20건 정도의 위약대조군 이중맹검 시험이 여러 적응증에 대해 행해졌으나, 유효하다고 하는 보고와 무효하다고 하는 보고가 혼재한 상황이다.

수면장애에 대한 약효의 평가를 주목적으로 하는 연구는 아직 보고되지 않았다. 관련있는 연구로는 QOL(삶의 질)의 개선을 검토하는 이중맹검 시험이 10건 정도 있으며, 대개 유의미한 개선효과를 보고하고 있다. 그러나 젊고 건강한 사람을 대상으로 심리적인 작용을 검토한 이중맹검 시험에서는 약의 효과가 전혀 나타나지 않았다.

[주의]

중추신경 흥분작용이 나타나 불면 증상이 생길 수 있으므로 불면 경향이 있는 사람은 오전 중에 복용하는 것이 좋다. 장기복용, 고용량 복용이나 카페인과의 병용에 의해 혈압 상승이 나타날 수 있다. 한방의학에서도 체력이 충실한 사람에게 인삼을 투여하는 것은 주의를 요한다고 본다.

미국인삼(Panax quinquefolium), 전칠인삼(田七人参, Panax notoginseng(삼칠근)), 죽절인삼(竹節人参, Panax japonicum)은 앞서 서술해왔던 인삼인 두릅나무과 Panax 속 식물과 종이 다르다. 시베리아인삼은 두릅나무과 Eleutherococcus (Acanthopanax) 속의 식물이다. 각각 조금씩 약효가 다르고 불면증에 쓰이는 경우가 있으며, 인삼과 마찬가지로 오전 중에 복용할 것을 권장한다.

### 6) 카모마일(Chamomile)

[기원]

Matricaria recutita L.(국화과)의 꽃머리(頭花). 저먼 카모마일(German Chamomile)이라고도 불린다. 신경장애, 소화기질환, 코 · 목의 염증, 여성월경장애 등에 사용되어 왔으며, 예로부터 차로 마시거나 욕조에 넣는 등의 방식으로 쓰여왔다.

[용도]

불면. 허브차로 많이 쓰인다.

[각국에서의 취급]

일본과 미국에서는 서플리먼트이나 독일은 의약품으로 승인하였다. 커미션E 모노그래프의 적응증은「외용제로 : 피부, 점막, 구강, 항문, 성기부위 염증 및 감염증상. 내복약으로 : 소화기관의 연축, 염증반응」이다.

불면증과 진정 작용 등의 용도로 승인되지 않았다는 점을 주목해야 한다.

[약리]

소화기관에 작용, 항염증작용, 항산화작용, 항종양작용, 항연축작용, 찰과상회복 촉진작용, 소취(消臭)작용, 항균작용, 피부대사 촉진작용 등 다양한 작용이 보고되어 있다.

플라보노이드의 아피게닌(apigenin)이 중추신경계의 벤조디아제핀 수용체에 결합해서 항불안작용과 완화된 진정작용을 나타낸다는 점에서 불면증에 관련 효과가 있을 가능성을 염두해 볼 수 있다.

[임상]

소화기계질환, 항염증, 찰과상회복 등에 관한 이중맹검 연구가 있으나, 불면증을 대상으로 한 이중맹검 연구는 보고된 바 없다.

[주의]

국화과 식물에 알레르기 반응을 보이는 사람, 꽃가루 알레르기가 있는 사람은 과민반응을 보일 수 있으므로 주의해야 한다. 또한, 수산화쿠마린을 함유하고 있어 와파린과의 병용시 출혈을 일으킬 수 있어 주의해야 한다. 벤조디아제핀과 알코올과의 병용도 피해야 한다.

이름이 비슷한 로만카모마일(Chamaemelum nobile)은 커미션E의 재승인을 받지 못했다.

### 7) 시계꽃(Passion Flower)

[기원]

Passiflora incarnate L.(시계초과 덩굴성 상록다년초)의 지상부. 아메리카 대륙이 원산지로 아즈텍문명 때부터 진정 용도, 불면 등에 사용되어왔다. 스페인 사람에 의해 시계꽃의 아름다움과 약효가 서구에 널리 전해졌다. 꽃의 형상이 그리스도의 수난(passion)을 연상시켜 그 이름이 붙여졌다고 한다.

[용도]

불면.

[각국에서의 취급]

일본과 미국에서는 서플리먼트이나 독일에서는 의약품이다. 커미션E 모노그래프의 적응증은 「정신적인 불안정 상태」이다.

[약리]

동물 실험에서 시계꽃 추출물은 쥐의 활동성을 억제하고, 알코올 추출물은 항불안작용을 나타냈다. 플라보노이드인 크리신(chrysin)은 중추신경계의 벤조디아제핀 수용체에 결합하여 마우스를 이용한 동물실험에서 근이완작용은 보이지 않고 뚜렷한 항불안작용을 보였다. 글리코시드에는 혈압강하작용이 있어 호흡을 촉진한다.

[임상]

시계꽃은 다른 생약과 배합해서 사용되었기 때문에, 단미 생약으로서의 임상시험 데이터는 적다. 단미 생약으로는 범불안장애에 사용하는 항불안제인 옥사제팜(oxazepam)과 차이가 없는 유효성을 보였다고 하는 이중맹검 연구가 보고되었다. 또한, 클로니딘(clonidine)에 의한 마약중독 치료요법에서 시계꽃을 병용하는 것이 유용하다고 하는 이중맹검 연구도 있으며, 중추신경계에 작용이 있는 것은 확실한 듯 하다. 쥐오줌풀 등 다른 생약과 배합해서 불안을 동반하는 적응장애에 대해 이중맹검 시험을 실시하여 위약(placebo)보다 효과가 좋았다는 연구자료도 있다.

[주의]

통상의 용법, 용량이라면 특별히 주의해야 하는 점은 없다.

### 8) 홉(Hops)

[기원]

Humulus lupulus L.의 삼과(대마과). 역사적으로 서구에서 건위제로서, 또 불면증에는 차로 마시면서 건조된 홉을 베개에 넣는 등의 방법으로 쓰여왔다.

[용도]

불면증.

[각국에서의 취급]

일본과 미국에서는 서플리먼트이나 독일에서는 의약품이다. 커미션E 모노그래프의 적응증은「불안정 상태, 불안, 수면장애 등의 기분장애」이다.

[약리]

잘 알려진 것처럼 중세시대부터 서구에서 쓴맛을 내는 성분으로 맥주 양조에 사용되어 왔다. 홉의 정유성분인 휴물렌(humulene) 등에는 진정작용과 최면작용이 있으며, 쓴맛을 내는 성분인 루파마린산은 위액분비를 촉진하는 작용을 한다.

[임상]

홉 단독으로 하여 진행한 이중맹검 연구는 없고 쥐오줌풀과 병용해서 진행한 연구 결과로 효과가 있었다는 보고가 있다.

[주의]

맥주 양조장에서 홉 가루에 접할 기회가 많은 노동자에게 과민증이 보일 수 있다.

맥주를 마시면 홉을 섭취할 수 있으나, 그와 동시에 알코올이 안정적인 수면을 방해하므로 권장되지 않는다.

### 9) 레몬밤(Lemon Balm)

[기원]

Melissa officinalis L.(꿀풀과 여러해살이풀)의 잎, '멜리사(melissa)' 라고도 불린다.

[용도]

불면증.

[각국에서의 취급]

일본과 미국에서는 서플리먼트이나 독일에서는 의약품이다. 커미션E 모노그래프 적응증은「정신생리적 수면장애, 기능성 소화기질환」이다.

예로부터 코나 목의 염증, 두통, 발열, 인플루엔자, 치통, 고창(meteorism), 발한 촉진, 진정, 불면증 등에 사용되어 왔다. 레몬과 유사한 향을 갖고 있어 식용 향신료로도 쓰인다.

[약리]

다양한 작용이 보고되어 있으나 대부분 불면증과 직접적인 관련은 없다. 가스 배출작용, 항연축작용, 항균작용, 항바이러스작용, 항산화작용, 항호르몬작용, 진통작용, 항궤양작용, 항종양작용 등이 있다.

불면증과 관련 있다고 생각되는 작용으로는 완화된 진정작용이 있다. 생쥐에서 항스트레스작용을 보였으며 펜토바비탈 수면실험에서 수면시간을 연장시켰다. 항불안작용은 보이지 않았다. 아세틸콜린 수용체에 결합해 콜린작동성 신경계을 활성화한다.

[임상]

불면증에 대한 이중맹검 시험은 보고된 적 없다. 알츠하이머병이나 중등도 치매환자의 인지기능 및 동요(agitation)를 개선했다는 이중맹검 시험이 진행된 연구 몇 가지가 있다. 젊고 건강한 사람을 대상으로 기분, 기억, 집중력이 위약(placebo)과 비교하여 유의미하게 개선되었다는 보고도 있다.

[주의]

통상 사용할 때 특별히 주의할 점은 없다.

### 10) 그 외 서플리먼트

앞서 기술한 것 이외에 다음과 같은 서플리먼트들이 불면에 활용될 수 있다.

**① 비타민B군(Vitamin B)**

최근에는 예전처럼 뚜렷하게 비타민 결핍증이 나타나는 일은 적지만, 필요한 비타민을 매일 식사에서 골고루 섭취하는 일은 결코 쉽지 않다. 식재료 자체의 비타민, 미네랄 함량이 20, 30년 전과 비교하면 상당히 저하되어 있으며, 기호식품으로 편중된 식생활로 일부 성분의 섭취량 부족이 심해지고 있다. 그 결과, 잠재적으로 비타민이 부족하게 되어 심신의 컨디션이 저하되고 있는 사람이 적지 않다고 생각한다.

비타민B군은 생체의 여러 작용에 깊게 관여되어 있어 다방면으로 영향을 나타난다. 정신신경계에 대해서는 자율신경계나 뇌기능 실조를 일으키며, 그 결과 수면에 나쁜 영향을 끼친다. 비타민B1, B6, B12, 니아신(niacin, Vit B3), 판토텐산(pantothenic acid, Vit B5) 등을 복용하면 비타민 부족 증상을 개선하고 편안한 수면을 유도한다.

비타민B군은 사람에 따라서 기분을 고양시킬 수 있으므로 아침에 복용해야 한다.

**② 칼슘과 마그네슘(Calcium, Magnesium)**

칼슘과 마그네슘은 신경 흥분을 가라앉히고 정신을 안정시키는 작용이 있다. 부족한 경우에는 신경과민, 정서 불안정, 불면증과 함께 근육 경련이나 경직 등을 초래할 수 있다.

보통 평균 칼슘섭취량은 일일 필수요구량을 크게 밑돌고 있다. 칼슘과 마그네슘을 보충함으로써 신경이 진정되고 편안한 수면이 촉진되는 효과가 있다.

**③ 5-HTP(5-Hydroxytryptophan)**

5-HTP는 일본에서는 미승인 의약품이다. 5-HTP는 체내에서 세로토닌으로 변한다. 세로토닌은 송과선에서 2단계를 거쳐 멜라토닌이 된다. 5-HTP는 우울상태를 개선하고 수면 효과도 있다고 여겨진다.

고용량의 5-HTP는 말초에서 세로토닌으로 바뀌며, 세로토닌 과잉에 의한 부작용(메스꺼움, 구토, 식욕부진, 설사, 호흡곤란, 동공확대, 과민반사, 근력운동 실조, 침침한 시야 등)을 일으킨다. 서양에서는 5-HTP를 투여할 때 말초에서 세로토닌으로 전환되는 것을 저해하는 카르비도파(carbidopa)를 반드시 병용하게 되어 있다. 따라서 5-HTP를 서플리먼트로 무분별하게 사용하는 일은 주의해야 한다.

## 11) 아로마테라피

아로마테라피(방향요법)란, 식물에서 정제한 방향성 · 휘발성 정유(에센셜오일)를 흡입, 목욕, 마사지 등의 방법을 통해 사용하는 자연요법, 식물요법의 하나이다.

아로마테라피의 작용기전은 다음과 같이 생각되고 있다. 정유가 휘발하여 코로 흡입되어 비강의 후각세포를 자극하고, 그 자극이 시상하부에 전파되어 자율신경의 반응을 불러 일으킨다. 또 폐와 피부에서 흡수되어 혈중으로 들어가 전신으로 이동한다.

실제 정유의 사용법은 다양하다. 소량의 정유를 용매로 하는 식물유(캐리어오일(carrier oil)이라고 한다)에 녹여, 가열해서 실내에 뿌리거나, 마사지로 피부에 문지르거나, 혹은 정유를 직접 욕조에 2, 3방울 떨어트리기도한다. 아로마테라피는 미용을 겸한 릴랙스요법으로 젊은 여성을 중심으로 알려져 있다.

### ① 라벤더(Lavender)

[기원]

Lavandula angustifolia miller.(꿀풀과)의 꽃. 서양에서는 예로부터 라벤더 향을 좋아해 주로 향료로 사용했다.

[용도]

진정작용이 있어 불면증에 사용된다. 정제한 정유를 아로마테라피에 많이 쓰고 있으며, 추출물을 서플리먼트로 내복하기도 한다.

[각국에서의 취급]

아로마테라피를 의료의 일부로 받아들이고 있는 나라는 많다. 일본에서는 의료보다는 릴랙스요법으로서 받아들이고 있으며, 정유는 의약품이 아니라 잡화로 취급한다.

[약리]

약리실험에는 진정작용, 항고창작용이 있다.

[임상]

이중맹검 실험 혹은 무작위 실험 결과, 경도에서 중등도의 우울증환자에게 이미프라민과 라벤더 추출물을 병용해서 내복시키자 유의미한 효과를 나타냈다. 또한, 원형탈모증에 정유를 넣은 오일로 두피를 마사지하는 것이 효과가 있었다. 한편, 방사선요법을 받고 있는 불안장애 환자에게 정유를 흡입하게 하였으나 효과가 없었다. 분만 후 회음부 통증에 정유를 첨가해서 목욕을 했으나 효과가 없었다. 족욕에 정유를 첨가해서 시행해보니 자율신경계 밸런스가 릴랙스되는 방향으로 움직였다는 결과가 있다.

**② 로즈마리(Rosemary)**

[기원]

Rosmarinus officinalis L.(꿀풀과)의 잎.

[용도]

신경계를 흥분 · 각성시켜 집중력과 기억력을 높이는 작용이 있다고 한다. 주로 아로마테라피에 사용한다.

[약리]

약리실험에서는 항연축작용, 이담(利膽)작용, 간세포 보호작용, 강심작용, 항종양작용 등이 있다.

[임상]

다음과 같은 무작위 실험을 소개한다. 라벤더와 로즈마리의 아로마테라피 효과를 비교한 결과, 라벤더군은 β파가 증가하였는데 우울한 기분이 줄어들었으며 계산력이 빠르고 정확해졌다. 로즈마리군은 전두부의 α파와 β파가 감소하였는데 불안감이 저하하였으며 계산이 빨라졌으나 정확도는 높아지지 않았다.

[주의]
단독으로는 불면증에 사용되는 일이 적다. 사용할 경우에는 아침에 한다. 다른 허브와 배합되는 일이 많다. 로즈마리를 빈번하게 사용하는 사람에서 천식이나 피부염이 발병할 수 있다. 혈류와 내분비를 자극할 수 있어 임신 중에는 사용을 자제한다.

## 3 기타 서플리먼트

### 1) 기타 수면장애 서플리먼트

불면증 이외의 수면장애에 대해서는 그다지 예로 들만한 것들이 없다. 서플리먼트가 보급되어 있는 미국에서도, 불면증 이외의 수면장애에 사용되는 서플리먼트를 발견하기 어렵다.

하지불안증후군에 칼슘과 마그네슘을 권하기도 한다. 칼슘과 마그네슘이 신경계와 근력에 작용하는 점을 생각해본다면, 효과가 나타나는 증례가 있다는 것도 무리가 없다.

코골이 증상에 활용되는 서플리먼트가 미국에서 몇 가지 시판되고 있다. 그러나 그 중 대표적인 하나가 2003년 봄에 FTC(Federal Trade Commission, 미연방거래위원회)에서 「효과를 뒷받침할 과학적 근거가 없다. 치료효과가 있다고 소비자를 오인하게하여 적절한 치료를 받을 기회를 잃게 할 우려가 있다」며 고발되었다. 다른 서플리먼트도 효과를 뒷받침할 데이터가 부족하다는 것은 대동소이하다.

폐쇄성 수면무호흡증은 체중을 감소시키면 증상이 개선된다. 다이어트 효과를 기대하게 만드는 서플리먼트는 시장에 아주 많으며, 일반적으로 사회적인 관심도 높다. 그러나 근거가 확실한 것은 의외로 부족하다. 따라서 다음 항목에서는 다이어트에 활용되는 서플리먼트에 대해서 간단하게 다루겠다.

### 2) 다이어트 서플리먼트

**① 아미노산(Amino acids)**

단백질을 섭취하면 구성단위인 아미노산으로 분해되어 체내에 흡수되고, 우리 몸 속에서 다양한 작용을 한다. 예로부터 미국에서는 보디빌더나 운동선수 등이 근육을 증강시키고 트레이닝 후 회복을 촉진하고자 하는 목적으로 복합아미노산을 복용해왔다. 최근 일본에서는 특히 리신, 프롤린, 알라닌, 아르기닌 등이 가진 지방분해 촉진작용에 주목하였다. 유산소운동과 함께 시행하면 체지방을 연소시켜 다이어트 효과가 크다고 한다.

아미노산에 그러한 생리학적 작용이 있다는 점은 틀림없으나, 건강한 사람을 대상으로 체중감소에 효과가 있었다고 하는 이중맹검 시험 데이터는 없다.

**② 키토산(Chitosan)**

키토산은 게나 새우 등 갑각류의 껍질을 처리해서 얻을 수 있는 동물성 식물섬유이다. 면역계 활성화, 항암작용, 혈압 저하작용, 혈청지질 저하작용 등 많은 약리작용이 보고되어 있다. 소화관에서 담즙산이나 여러 물질과 결합해서 흡수를 저해하고 배설을 촉진하기 때문에 콜레스테롤 배설촉진작용, 중금속 및 노폐물 해독작용을 나타낸다. 서플리먼트 시장에서 '식사 후에 복용하는 것만으로 고생하지 않고 다이어트할 수 있다'는 것을 강조하여 홍보하고 있다.

임상에서 혈청지질 저하작용 효과를 나타내는 이중맹검 자료가 보고되었으나, 체중감소효과까지 뒷받침하는 보고자료는 아직 부족한 실정이다. 그러나 2002년 폴란드에서 식이요법, 운동요법과 키토산 병용효과를 보는 이중맹검 시험을 시행한 결과, 위약보다 유의미하게 체중감소를 촉진했다는 결과가 보고되었다.

**③ 가르시니아(Garcinia cambogia)**

Garcinia cambogia Desr.(물레나무과)의 과피(果皮). 활성성분인 수산화구연산(HCA)이 당질에서 지방산의 합성을 억제하고 글리코겐의 합성을 촉진한다. 혈당이 안정되기 때문에 공복감 없이 다이어트할 수 있다.

동물의 체중감소효과를 시작으로 많은 약리작용이 인정되었으나, 미국에서 비만에 대한 식사지도와 병용하여 이중맹검 시험을 시행한 결과, 체중감소, 체지방감소

측면에서 모두 위약군과 유의미한 차이가 발견되지 않았다.

**④ 김네마(Gymnema sylvestre)**

Gymnema sylvestre R.Br(협죽도과)의 잎. 김네마의 잎을 씹으면 일시적으로 단맛을 느낄 수 없게 된다. 활성성분은 김네마산(gymnemic acid)으로, 장에서 당흡수를 저해한다.

제2형 당뇨병 환자가 항당뇨병제와 김네마를 병용하여 항당뇨병약물을 감량할 수 있었다는 임상보고가 있으나, 체중감소에 대한 이중맹검 시험은 찾아볼 수 없다.

**⑤ 캡사이신(Capsaicin)**

Capsicum annuum L.(가지과 고추) 등 고추속 식물에서 얻을 수 있는 매운 맛 성분. 진통, 항균 등의 작용도 있으나, 교감신경을 자극해서 아드레날린 분비와 체지방 연소를 촉진한다. 체온이 높아지고 혈액순환이 좋아진다. 또한, 식욕을 억제하므로 다이어트에 좋다고 한다. 그러나 체중감소에 대한 이중맹검 시험은 찾아볼 수 없다.

**⑥ 설차(雪茶)**

Thamnolia vermicularis (Ach.) asahina(눈서리지의)의 전체. 차가 아니라 지의류(이끼의 한 종류)이다. 언론에서 강한 지방분해작용이 있다고 하여 일본에서도 유행하였다. 아직 연구데이터는 지극히 적어 영어권에서는 거의 알려져 있지 않다. 임상시험의 보고는 없다. 대량으로 복용하여 간기능의 장애를 초래한 증례가 보고된 바 있다.

**⑦ 바나바(Banaba)**

Lagerstroemia speciosa Pars.(부처꽃과)의 잎. 글루코스 세포의 흡수를 촉진하여 혈당저하효과를 낸다. 활성성분은 코로소린산(corosolic acid)으로 인슐린과 같은 작용을 한다.

혈당저하작용은 동물실험과 임상시험에서도 확인되었으나, 체중감소효과에 대한 연구데이터는 찾아 볼 수 없다.

**⑧ 공역리놀산(이성화 리놀산, Conjugated linoleic acid, CLA)**

공역리놀산은 리놀산의 이성질체로 동물성 식품에 포함된다. CLA 혹은 토날린(tonalin)이라고 불린다. 항암, 항동맥경화, 항당뇨 등의 작용을 하며, 체지방을 감소시켜 지방 이외의 체중(제지방체중)을 증가시킨다고 한다.

건강한 사람, 비만, 제2형 당뇨병 등을 대상으로 실시한 이중맹검 시험이 몇 가지 보고되었다. 체지방과 복부비만을 플라시보보다 유의하게 감소시키나, 체중에 관해서는 차이가 없다고 하는 보고가 대부분이다.

**⑨ L-카르니틴(L-carnitine)**

L-카르니틴은 아미노산의 한 종류로 체내의 뇌, 심장, 간, 신장 및 골격근에 존재한다. 장쇄지방산(very long chain fatty acid)을 미토콘드리아 안으로 운반하며, 에너지원인 ATP합성에 제공한다. 트리글리세리드(triglyceride)를 저하시켜 HDL콜레스테롤을 상승시키는 등 지방대사에 좋은 영향을 미치며 심장을 보호하는 작용이 있다고 한다. 2002년 말부터 관련 규제가 완화되어 서플리먼트로 판매할 수 있게 되었다. 건강기능식품 시장에서는 지방연소를 촉진하는 서플리먼트로서 자리잡고 있다.

지방대사를 촉진하는 작용에 대해 많은 약리데이터가 보고되었다. 체중 측면에서, 비만인 동물의 체중감량을 촉진했다는 데이터가 있으나 사람을 대상으로 한 임상시험은 적다. 비만여성을 대상으로 보행운동을 통한 체중 감량에 L-카르니틴을 병용한 이중맹검 시험에서는 플라시보와 비교하여 유의미한 차이는 없었다. 식사와 운동요법에 L-카르니틴을 병용하자 플라시보군보다 크게 체중을 감소시켰다는 연구가 보고 되었으나, 시작 시점에서 양쪽의 평균 체중에 상당한 차이가 있었다고 한다.

**⑩ CoQ10(Coenzyme Q10)**

CoQ10은 조효소의 하나로 유비퀴논(ubidecarenon) 또는 유비데카레논(ubidecarenone)이라고도 불린다. 미토콘드리아에서 전자전달과 에너지생산을 도우며, 항산화 작용도 강하다.

일본에서는 예전부터 울혈성 심부전의 약으로 인정받았으며, 2001년부터 서플리먼트로 판매할 수 있게 되었다. 칼로리 소비를 촉진하는 항노화 서플리먼트라고 설명하고 있지만, 체중감소효과를 지지하는 이중맹검 시험 데이터는 찾을 수 없다.

**⑪ 피루빈산(Pyruvate)**

피루빈산은 생물에서 널리 발견되는 물질로, 글루코스의 에너지전환 등 여러 대사에서 중요한 중간산물이다. 피루빈산은 심근과 골격근의 수축에 영향을 미치며, 항산화 작용이 있고, 지방연소와 기초대사 상승으로 의한 체중감소작용이 있다고 한다.

몇 개의 이중맹검 시험에서 플라시보보다 유의하게 체중감소를 촉진했다는 결과가 보고되었다. 그러나 투여량이 시판중인 서플리먼트와 비교하면 상당히 많다는 점을 고려해야 한다(투여량이 적은 시험에서도 1일 6g 투여).

**⑫ 7-KETO DHEA(7-oxo-DHEA, 3-acetyl-7-oxo-dehydroepiandrosterone)**

7-KETO DHEA는 부신에서 분비되는 호르몬 DHEA(부신에서 생성되는 호르몬, dehydroepiandrosterone)의 유도체이다. DHEA는 체내에서 남성호르몬이나 여성호르몬으로 전환되나, 7-KETO DHEA는 전환되지 않는다. 따라서 7-KETO DHEA는 지방연소촉진, 면역증강, 기억력 증강 등의 효과가 있다고 한다.

2개의 이중맹검 시험에서 7-KETO DHEA는 플라시보 대조군과 비교해서 유의하게 체중을 감소시켰다. 갑상선기능이 활발해지고 기초에너지대사가 높아진다는 점을 시사한다.

이상과 같이 체중감소 용도의 서플리먼트는 불면증의 서플리먼트와는 약간 상황이 다르며, 효과가 임상적으로 확인되어 있는 것이 매우 한정적이다. 다이어트에 관해서는 서플리먼트에 별로 큰 기대를 하지 않고 기본에 충실하여 식사 관리와 운동으로 체중감소를 목표로 하는 편이 좋을 것이다.

또한, 다이어트를 서플리먼트에 의존할 때 따를 수 있는 위험성에 대해서도 알아

두어야 할 것이다. 예전에 일본에서는 판매할 수 없는 중국산 다이어트 건강기능식품이 많은 일본인의 건강에 피해를 주었다는 사실을 기억해보자. 중국산 다이어트 건강기능식품 안에 염산 시부트라민(리덕틸)이나 펜플루라민 등 중추신경계에 작용해서 식욕을 억제하는 의약품 성분들이 섞여 있었다. 시부트라민은 부작용으로 순환기, 간, 신장 등의 기능장애를 초래할 수 있으며, 펜플루라민은 뇌졸중 및 심장발작 위험을 발생시킬 수 있어 1997년에는 미국에서 판매금지가 된 약물이다.

또한 미국에서는 에페드라가 체중감소 서플리먼트로서 널리 판매되고 있다. 에페드라에는 교감신경을 항진시키는 작용이 있어 에너지대사를 높이고 식욕을 억제하여 체중감소를 촉진한다. 에페드라는 한방에서 사용하는 마황(麻黄)과 같은 성분으로, 한약에서는 마황은 작용이 강한 약으로 알려져 있어 심질환이나 고혈압 환자에게 신중하게 사용하는 등 세심한 주의사항이 전해져 부작용을 피하도록 하고 있다. 그런데 미국에서는 에프드라를 사용하는 경우에 주의점이 충분히 고지되지 않아 고혈압, 동계, 심근경색, 뇌졸중 등의 여러 부작용이 다수 발생하였다. 부작용에 대해 책임을 져야 할 제조업체가 부작용 보고를 게을리 한 사건도 겹쳐서 결국 2003년 말에 FDA가 에페드라를 함유한 서플리먼트의 판매를 금지하였다.

이렇게 위험하거나 혹은 논쟁이 있는 서플리먼트조차도 현재는 마음만 먹으면 인터넷 등에서 간단하게 구매할 수 있다. 스스로에게 건강기능식품 사용에 대한 책임을 지게하는 한 자신이 사용하고 싶은 제품을 쓰는 자유는 존중되어야 하나, 국내에서 사용경험이 적은 서플리먼트를 이용할 경우에는 그 유용성과 안정성에 대한 정보를 충분히 수집한 후 결정해야 할 것이다.

### 3) 인슐린의 감수성을 높이는 서플리먼트

수면무호흡증에 의한 저산소혈증이 만성적으로 반복되면 체세포가 인슐린에 저항성(insulin resistance)을 가지게 된다. 그 결과 고인슐린혈증에서 당뇨병으로 발전될 위험이 높아진다고 한다.

인슐린의 감수성(insulin sensitivity)을 높여 혈당 조절에 기여한다고 알려진 서플리먼트를 소개하겠다.

① **크로뮴(Chromium, 크롬)**

필수 무기질 영양소 중 하나이다. 6가 크롬은 유독하지만 식품(곡물, 향신료, 육류, 효모) 등에 함유되어 있는 것은 3가 크롬이다. 인슐린의 감수성을 증강시키고 고혈당을 낮추며, 콜레스테롤을 낮춘다.

임상시험의 메타분석에 의하면, 체중감소효과는 그다지 크지 않다고 한다. 비만 여성의 식이요법, 운동요법에 크로뮴을 사용했을 때 플라시보보다 유의하게 체지방을 감소시켰다. 그러나 감량 후에 체중증가를 억제하는 효과는 없었다. 한편, 고혈당 환자의 혈당을 낮춘다는 보고가 있다.

② **그리슬린(Grislin)**

Grifola frondosa (Dicks. : Fr.) S.F.Gray(구멍장이버섯과의 버섯)에서 얻을 수 있는 당단백질이다. 당뇨 · 비만모델 동물에서 인슐린 감수성을 개선하며, 고혈당, 고혈압, 고지혈증을 낮춘다.

임상시험은 아직 부족하나, 제2형 당뇨병 환자에게서 당뇨병제와 병용시 더 강한 혈당저하작용을 보인다.

## 4 불면증과 식품

불면증에는 따뜻한 우유를 취침 전에 마시는 것이 좋다고 한다. 또 침주(寢酒)나 나이트캡(night-cap)이라 불리는 자기전에 알코올 한잔을 섭취하는 일도 일반적이지만, 이것들이 정말로 불면증에 효과가 있을까? 이번 장에서는 수면과 식품의 관계에 대해 기술하겠다.

### 1) 불면증에 좋은 식품

① **트립토판(Tryptophan)**

필수아미노산의 하나인 트립토판은 체내에 흡수되면 뇌로 운반되어 대사작용을 통하여 세로토닌으로 바뀐다. 세로토닌은 진통작용과 진정작용이 있으며, 송과선에서 한 번 더 대사작용을 통해 멜라토닌으로 바뀌면서 수면유도효과를 낸다. 트립토판은 우유, 치즈, 난황, 바나나, 넛츠류 등 단백질이 풍부한 식품에 있다. 우유는 트립토판 뿐만 아니라 칼슘도 풍부해 취침 전에 따뜻한 우유를 한 잔 마시면 수면에 도움이 되는 진정효과를 기대할 수 있다. 숙성된 치즈에는 편안한 수면을 방해하는 티라민이 있기 때문에 수면을 위해서는 숙성시키지 않은 코티지치즈가 좋다. 정제되지 않은 전립분(graham flour) 빵이나 전립곡물 등의 탄수화물도 함께 섭취하면 트립토판의 흡수율이 좋아진다.

**② 비타민B군**

비타민B군은 탄수화물의 에너지대사에 중요할 뿐만 아니라, 신경계의 작용을 도와 정신을 안정시키는 작용을 한다. 비타민B군을 많이 함유하는 식품은 아래와 같다.

비타민B1 : 밀배아, 해바라기씨, 깨, 잎새버섯, 돼지고기 등.

비타민B6 : 마늘, 파슬리, 밀배아, 해바라기씨 등.

비타민B12 : 김, 멸치, 바지락, 가막조개, 피조개 등.

니아신 : 잎새버섯, 명태알, 가다랑어, 땅콩 등.

**③ 양상추(Lettuce)**

서양에서는 예로부터 양상추의 수면작용이 알려져 있었다. 줄기를 자를 때 나오는 하얀 액체는 락투카리움(lactucarium)이라고 하는 것으로, 1990년 전후에 영미권 약국에서 진정 · 진통제로 분류되어 아편(opium) 대용품으로 쓰였다. 활성성분은 세스퀴테르펜(sesquiterpene)의 락톤(lactone)인 락투신산(lactucicacid)과 락투코피크린(lactucopicrin) 등이다. 잎보다 줄기에 많이 함유되어 있으므로 주스로 만들면 섭취하기 쉽다.

### 2) 피해야 할 식품

졸음을 쫓기 위해 커피를 마시는 것은 세계에서 널리 행해지고 있으며, 카페인에 각성작용이 있다는 점은 대중에게 잘 알려져 있다. 그 외에도 편안한 수면을 위해 피해야 할 식품군이 있다. 다음에 명시된 것들은 신경을 자극해 편안한 수면을 방해하므로, 가능한 한 피해야 할 식품들이다.

**① 카페인**

카페인은 중추신경계를 자극해서 활동성을 높이고 정신을 고양시켜 의식을 각성하게 만든다. 또한, 이뇨작용이 있으므로 취침 전에 섭취하면 밤중에 요의(尿意)가 느껴질 수 있으므로 편안한 수면을 위해서는 원칙적으로 피해야 한다. 카페인 감수성은 개인차가 커서, 저녁이나 밤에만 피하면 되는 사람도 있고, 완전히 카페인을 끊는 편이 좋은 사람도 있다.

카페인을 포함하는 것은 커피, 홍차, 녹차뿐만이 아니다. 초콜릿을 비롯하여 콜라 등의 탄산음료, 피로회복 음료수에도 상당히 많은 카페인이 들어간다. 감기약, 다이어트식품, 진통제에도 카페인이 함유되어 있을 수 있다.

**② 담배**

담배의 니코틴은 체내에 흡수되면 재빠르게 니코틴성 아세틸콜린 수용체에 결합하여 중추 및 말초신경계에 복잡한 작용을 한다. 신경을 흥분시켜 적당하게 각성도와 집중도를 높이거나, 반대로 과도한 긴장을 억제하여 릴랙스하게 이완시키기 때문에 이러한 것에서 쾌감을 느껴 흡연이 습관화되고, 의존성을 형성하기 쉬워진다.

니코틴 의존성은 편안한 수면을 방해한다. 취침 전 마지막 흡연 후에 혈중 니코틴 수준이 급격하게 저하하여 금단현상이 나타난다. 신경이 불안정해지고 수면이 얕아지며 이른 아침에 눈이 떠진다. 담배를 많이 피우는 사람의 경우에는 수면의 초기 단계에서 깨어버리기도 한다.

**③ 알코올**

일반적으로 알코올은 졸음을 유도한다고 믿어지며, 이러한 믿음으로 취침 전에 음주하는 것이 습관인 사람도 적지 않다. 확실히 알코올은 흡수되면 뇌에 도달하여 뇌간

망상체(reticular formation)를 억제하므로 신경의 긴장이 풀리고 잠에 들기 쉬워진다. 그러나 알코올의 대사산물인 아세트알데히드의 혈중농도가 높아지면 아드레날린의 방출을 촉진하여 신경이 불안정해지고, 깊은 잠과 REM수면시간이 짧아진다. 또한, 자면서 땀을 흘리거나 이뇨작용에 의해 요의가 나타나는 등, 편안한 수면이 방해되어 조기각성을 불러일으킨다.

음주가 습관이 되면 내성이 생기고, 더 많은 양을 마시지 않으면 잠들기 어려워진다. 진행되어 알코올 의존증이 되면 불면의 정도가 더욱 심해져 깊은 수면을 거의 할 수 없게 되고, 밤에 몇 번씩 눈이 떠지는 중도각성이 많아진다. 따라서 알코올은 불면증에 대한 대비책으로는 부적절하다. 적어도 취침하기 2-3시간 전에는 알코올을 마시면 안 된다.

**④ 티라민(Tyramine)**

티라민은 아미노산의 티로신(tyrosine)이 대사되어 만들어지는 모노아민으로, 노르아드레날린의 유리를 촉진하여 교감신경을 자극한다. 티라민은 숙성된 치즈(체다, 까망베르, 블루, 파마산, 모짜렐라, 고다치즈 등), 레드와인, 맥주, 닭의 간, 초콜릿, 청어 식초절임, 가지, 시금치, 토마토 등에 함유되어 있으므로 불면증인 사람은 이러한 식품을 저녁에 먹지 않는 편이 좋을 것이다.

### 3) 취침 전 식사

취침 전에 과식하면 소화기관에 부담을 주기 때문에 편안한 수면에 방해가 된다. 그러나 공복인 채로 취침하면 혈당을 유지하기 위해 부신에서 아드레날린이 분비되어 신경을 흥분시키므로, 그것 또한 바람직하지 않다.

공복을 달래기 위해 쿠키나 케이크와 같이 정제된 당분을 취침 전에 섭취하면, 혈당은 급상승한 후 낮아진다. 이러한 혈당저하가 아드레날린 분비를 초래하므로 오히려 수면에는 역효과이다. 전립분 빵 등과 같이 정제되지 않은 탄수화물은 수면 중에도 혈당을 적절한 수준으로 유지시켜 줌과 동시에 트립토판의 흡수를 좋게 해서 뇌

안의 세로토닌 농도를 높이므로 편안한 수면에 도움이 된다.

앞서 기술하였듯이, 서플리먼트와 식품에 있는 성분들이 수면을 유도하거나 거꾸로 방해하기도 한다. 수면장애 치료에는 의약품만 고집하지 않고 서플리먼트나 식품의 활용까지도 고려하는 것이 또 하나의 방법이 될 수 있다.

## 참고문헌


1) Blumenthal M, et al.: The Complete German Commission E Monographs, Therapeutic Guide to Herbal Medicines. Austin, TX: American Botanical Council, 1998.
2) 花輪壽彦：漢方診療のレッスン．金原出版株式会社，1995，東京．
3) 橋詰直孝監修，堀美智子編集:薬剤師と栄養士連携のためのサプリメントの基礎知識．（株）薬事日報社，2002，東京．
4) National Library of Medicine. PubMed.
http://www.ncbi.nlm.nih.gov/entrez/query.fcgi
March 5, 2004.
5) （財）日本健康・栄養食品協会編集：特定保健用食品の開発・申請マニュアル．出版　同，2001，東京．
6) （財）日本健康・栄養食品協会編集：厚生労働省許可　特定保健用食品（2003 年版）［トクホ］ごあんない．出版　同，2003，東京．
7) PDR for Herbal Medicines, Second Edition. Montvale, NJ: Medical Economics Company, Inc., 2000.
8) PDR for Nutritional Supplements, First Edition. Montvale, NJ: Medical Economics Company, Inc., 2001.
9) The Cochrane Collaboration.　http://www.cochrane.org/index0.htm
March 5, 2004.

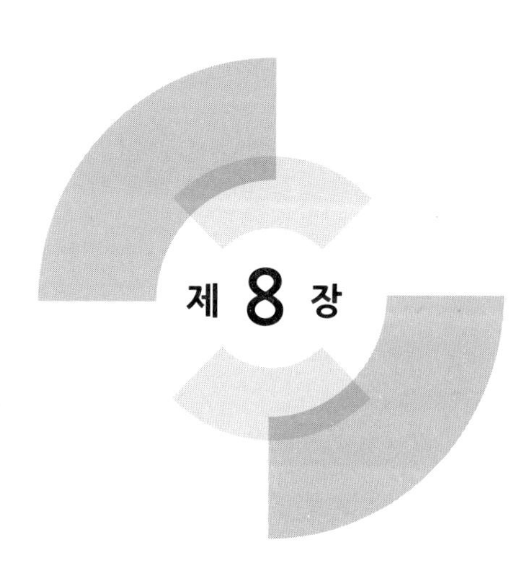


# 부 록

## ● 수면장애의 종류와 치료

지금까지의 내용과 중복되는 부분도 있으나, 이제부터는 수면장애의 한약치료에 한정하지 않고 수면장애의 종류와 그 치료법에 대해서 서술하고자 한다.

### 1. 노화에 따른 수면상태의 변화

나이가 듦에 따라 사람의 수면상태는 변화한다. 원인은 수면과 관련된 모노아민 신경전달물질의 변화와 멜라토닌의 감소로 인한 것으로 생각된다. 멜라토닌은 정상적인 수면주기를 조절하는 호르몬이다. 노인이 되면 다상성 수면(polyphasic sleep)이 되어, non-REM수면(제3과 제4단계의 깊은 수면)이 감소한다. 이 밖에도, 노인은 심부체온의 일주기리듬이 변화함과 동시에 수면 · 각성리듬이 변화하며, 수면 · 각성리듬의 위상도 전진하여 일찍 자고 일찍 일어나게 된다. 노인은 수면이 단편화되는(조각으로 나뉘어지는) 점이 가장 두드러지는 특징이다.

스탠포드 대학의 수면센터 연구에 의하면, 노인에게서 몇 초간의 짧은 시간동안 각성하며 깨어나는 것이 관찰되었지만 당사자는 전혀 느끼지 못하였다고 한다. 이 짧은 각성하는 동안의 뇌파는 시시각각의 변화를 추적하지 않으면 알 수가 없다. 24명의 건강한 노인을 관찰한 결과, 하룻밤 사이에 50회에서 350회(평균 160회)의 짧은 각성이 일어났으며, 다른 연구에서는 평균 76회의 짧은 각성이 일어난다는 사실을 발견하였다. 그러나 당사자는 짧은 각성을 느끼지 못하며, 그 결과로 각성이 많이 일어난 만큼 낮에 졸음이 오기 쉽다는 것을 알 수 있었다고 한다.[1)]

구루메 대학(久留米大學)에서 70세 이상의 재택 노인 93명을 대상으로 면접조사를 실시하고, 수면일지를 기록하게 하였다. 대상자 중 수면장애를 자각하고 있는 노인은 전체의 47.3%였고, 수면제를 복용하는 노인은 17.2%였다. 유형별로는 중도각성이 가장 많았으며, 다음으로는 푹 자지 못한 느낌, 입면장애, 조조각성이 많았다.

## 2. 왜 노인에게서 수면장애가 늘어나고 있는가

고령자에게서 수면장애가 가장 많은 이유에 대해서는 다음과 같은 이유를 생각할 수 있다.

1) 나이가 들면서 노인에게서 보이는 수면의 특징 중, 특히 주목받는 것은 깊은 수면(서파수면)의 소실, 중도각성 시간의 증가, 야간 수면시간의 단축인데, 이러한 노화에 따른 수면상태의 변화를 심각하게 받아들이는 사람이 있다.

2) 신체질환(통증, 가려움, 기침, 야간 빈뇨, 수면무호흡증, 수면 간대성근경련(sleep myoclonus) 등)이나 불안, 우울 증상이 불면증의 원인이 된다. 즉, 노인은 나이와 관계된 불면증 이외에도 호흡장애, 관절 통증 등 기타 신체질환 때문에 불면증이 발생하기도 한다. 따라서 노인의 불면증을 진단하기 위해서는 전신상태를 살펴보는 것이 중요하다. 특히 많은 경우에 불안이나 우울증상 때문에 불면증이 발생할 가능성을 과소평가하기도 한다.

3) 알코올, 카페인, 니코틴은 일반적으로 수면을 방해한다. 민감한 사람은 아침에 마신 커피만으로도 카페인의 흥분작용이 지속되어 수면에 방해를 받기도 한다. 흡연자는 비흡연자보다 수면이 얕다. 사람에 따라서는 저녁에 마신 소량의 알코올로도 야간에 각성작용을 일으켜 깨기도 한다. 알코올은 처음에는 진정작용과 수면유도작용을 하여 잠들기 쉬워진다. 그러나 알코올대사는 매우 빠르기 때문에 몇 시간 후에

는 아세트알데히드의 작용으로 오히려 각성할 수 있다.

4) 수 많은 약물이 야간의 수면을 방해하는 작용을 하기 때문에 낮에 졸릴 수 있다. 예를 들면 베타 차단제, 리탈린 등의 중추성흥분제, 알레르기비염약, 호르몬, 천식 및 부정맥 치료제 등이 있다.

## 3. 불면증 환자의 문진

### 1) 일반적인 문진 방법

취침시간, 소등시간, 잠들기까지 걸리는 시간(15-20분 이내라면 보통이라고 생각해도 좋다), 각성시간, 기상시간, 하룻밤의 수면 중 중도각성 횟수와 그 지속시간을 묻는다. 원인이 있다면 그 원인도 함께 물어본다. 낮잠의 횟수와 시간, 주관적인 수면의 질에 대한 평가, 생활습관, 복용하고 있는 약물, 카페인, 담배, 알코올 사용에 관해서도 묻는다.

**표 8-1.** 노인의 불면증 원인

- 소음(실내의 동침자, 밖에서 발생한 것), 독거, 환자와의 동거
- 기호품, 약물의 사용에 의한 것
  알코올, 담배, 커피, 차
  사용 중인 약품
- 심리적인 것
  불안감, 긴장감, 우울, 슬픔, 여러가지 스트레스 등
- 신체적인 것
  통증, 가려움, 빈뇨, 호흡장애(수면무호흡증), 근육 경련, 수족냉증 등

### 2) 의학적 체크

전신에 대한 의학적 체크, 정신의학적 검사가 필요하다. 내분비기능(갑상선기능에 특별히 주목), 호흡기(천식, 폐쇄성 수면무호흡증), 순환기, 소화기, 근골격(통증, 관절염), 신경계(파킨슨병에 주목), 비뇨기(전립선비대), 피부질환(가려움), 정신기능(우울, 불안, 치매)에 주의해서 검사를 진행한다.

3) 극단적인 졸음이 있을 경우

졸린 시간대와 그 지속시간, 빈도(매일 혹은 주 1회 등), 정도, 작업 중, 운전 중 기타 여러 상황에서의 졸음 상태, 코골이 여부 및 정도(폐쇄성 무호흡증을 의심), 갑작스러운 탈력(기면증), 하지불안증후군, 추가로 기타 사지의 움직임에 대해서도 묻는다.

4) 불면증 증상에 대한 문진

불면증 형태, 입면곤란, 중도각성, 조조각성, 푹자지 못하고 개운하지 못한 느낌에 관해 질문한다. 불면증의 지속, 일과성(3일 이내 지속여부)에 관한 정보를 수집한다. 단기불면증(3일에서 3주 동안 계속되는 것)인지 장기불면증(3주 이상 계속되는 불면증)인지 묻는다.

**표 8-2. 편안한 수면을 위한 지침(수면위생 지침)**

- 생활습관을 규칙적으로 한다.
- 식사에 신경을 쓴다(균형 잡힌 식사).
- 매일 적당한 운동을 한다(햇볕 쬐기(일광욕)도 할 것).
- 침대에 들어가면 바로 자는 습관을 들인다. 침대로 가서 자는 일정한 조건을 둔다(졸리면 침대에 들어가는 것을 원칙으로 한다. 너무 빨리 들어가지 않도록 한다).
- 매일 같은 시각에 기상하는 습관을 들인다.
- 낮잠 시간은 30분 이내로 한다.
- 취침 전의 일정 시간은 수면을 준비하는 쉬는 시간으로 한다.
- 적절하게 스트레스에 대처하는 방법을 마련한다.

## 4. 수면시 수반되는 증상

1) REM수면행동장애(REM sleep Behavior Disorder : RBD)

50세에서 60세 이후의 남성에게서 잘 나타난다. REM수면시 근긴장 저하가 일어나지 않고, 복잡하고 거칠며 때로는 폭력적인 행동을 보인다. 이러한 거친 행동 때문에 타인에게 위해를 가하거나, 스스로에게 심각한 상처를 입히는 경우가 있다(예를 들면 침대 주위의 창문이나 거울을 깨는 행동).

뇌의 기질적질환이 REM수면행동장애의 원인인 경우가 있다. 약물 금단증상에 의한 REM 반동상태(REM sleep rebound state)에서 일어날 수 있다.

치료에는 클로나제팜(리보트릴) 0.5-2.0 mg 혹은 카바마제핀(테그레톨) 200-400 mg을 사용한다. 멜라토닌의 유효성도 검토되고 있다.

#### 2) 수면 중에 일어나는 비정상적연하증후군(Sleep-related abnormal swallowing syndrome)

수면 중 구강 속에 모인 타액을 삼키지 못해 숨이 막히고 단기간 각성 유발한다.

#### 3) 야간 발작성 근긴장이상증(Nocturnal paroxysmal dystonia)

non-REM수면기에 사지를 격하게 움직이나, 뇌파에 이상소견은 없다. 각성에 의해 유발된다. 카바마제핀으로 치료한다.

#### 4) 수면 중에 일어나는 강직성 경련(Sleep-related tonic spasms)

항문거근의 강한 연축증상으로, 항문 바로 위의 직장부분에서 발생하며 수 초에서 30분 정도 지속된다. 기질적 원인은 분명하지 않다. 불안과 관련해서 발생한다. 때로는 낮에도 통증이 있다. 현재는 명확한 치료법이 확립되어 있지 않다.

#### 5) 코골이(Primary snoring)

코골이는 수면무호흡증의 한 특징이기도 하며, 무호흡이 없어도 동침자 혹은 옆방에서 자고 있는 사람을 괴롭히는 증상이다.

#### 6) 악몽(Nightmares)

① 야간수면 중 중기에서 후기의 REM수면에서 발생한다.
② 매우 무서운 꿈을 꾸고 각성하기 때문에 꿈을 기억할 수 있다.
③ 스트레스에 의해 발생하기 쉽다. 외상후 스트레스장애(PTSD)에서 잘 일어난다. 젊은 사람에게 많고 노인에게는 발생빈도가 적다.

④ 벤조디아제핀이 사용되기도 한다.

7) 수면 중 이갈이(Sleep bruxism)

① 얕은 수면(제1, 제2단계) 혹은 각성으로 이행할 때 발생한다.

② 교근이 자동으로 움직이며, 위아래 치아가 부딪혀서 끼익끼익 소리를 낸다.

③ 뇌파이상은 없다.

④ 아이들에게서 많이 보이며, 노인에게는 드물다.

8) 야경증(Night terrors)

① 소아에게 많다. 노인에게는 그다지 문제가 되지 않는다.

② 심하게 불안해하고, 비명을 지르며 갑자기 눈을 뜬다.

③ 깊은 non-REM수면 중에 발생한다.

④ 환자는 기억하지 못한다. 야간에 일어난 공황발작은 환자 자신이 확실하게 기억하고 있으며, 주위 상황도 알고 있으므로 구별이 된다.

9) 몽유병(Sleep walking)

① 소아에게 많다. 노인은 발생빈도가 적다.

② 완전히 의식이 없는 상태에서 자동으로 움직인다(침대 등에서 일어나서 걷는 등). 본인은 그 동안의 일을 기억하지 못한다.

③ 깊은 non-REM수면 중에 일어난다. 밤의 전반부 1/3에 시작된다.

④ 사고가 발생하지 않도록 예방조치를 취할 필요가 있다.

10) 기타

율동적 운동장애(이른바 머리를 쿵쿵하고 부딪히는 것, head banging, jactatio capitis nocturnus)는 사춘기에 사라진다. 잠드는 초반에 움찔하며 눈을 뜨거나(sleep starts), 잠꼬대(sleep talking)는 수면의 제1단계 혹은 제2단계에서 일어난다. 심한 경우에는 꽤 오래 지속되지만 병적인 의미는 없다고 한다.

입면시환각(hypnagogic hallucinations)은 기면증(narcolepsy)에서 발생하며, 입면할 때 REM수면 중에서 일어난다. 일반적으로 치료할 필요는 없다. 소량의 삼환계 항우울제에 반응한다. 이러한 증상은 노인에게는 별 문제가 되지 않는다.

## 5. 수면장애의 종류

### 1) 일과성 불면증(Transient insomnia)

일과성 불면증은 3주 이내로 계속되는 불면증으로서 여러 스트레스 상황에서 발생하며 또한, 예기불안, 병에 걸리거나 높은 곳으로 이주했을 때 일어난다. 이 유형의 불면증은 반감기가 짧은 수면제를 사용함으로써 치료할 수 있다. 높은 지대에서는 중추성 무호흡이 발생할 가능성이 있다고 한다. 그러나 며칠 지나면 적응할 수 있다. 다이아목스(고산증 치료제), 단기간작용성 수면제를 사용할 것을 권하는 의견도 있다.

### 2) 정신생리성 불면증(Psychophysiological insomnia)

입면곤란과 수면지속곤란 장애가 오래 지속된다. 분명한 원인을 찾을 수 없고 수면에 관해 여러가지 호소가 계속된다. 불면증이 발생하기 쉬운 원인이 있으며, 잠이 들기 어렵고, 또 수면이 지속되기 어려운 상태가 되기 싶다. 스트레스에 반응하기 쉽고, 불면증으로 이어지는 경향이 있다. 불면증에 대한 자신의 주관적인 주장이 강하고 수면에 대해 집착하는 경향이 있다.

### 3) 정신질환에 관련된 수면장애

불안장애, 기분장애, 조현병과 관련된 불면증으로, 기간은 짧아도 1개월 이상 지속되는 것을 일컫는다. 경도의 우울증, 애도반응, 인격장애, 해리성장애, 신체표현성장애 등으로 인해 수면에 대해 과민하게 반응하는 경우가 발생할 수 있다.

4) 물질에 기인하는 수면장애(약물남용과 약물의존에 의한 이차적 불면증)

약물치료, 중독, 남용약물로부터의 금단증상에 의해 발생하는 수면 수반증상.

5) 일주기리듬 수면장애(Circadian rhythm-based sleep disorders)

- 시차증후군, 교대근무에 의한 일과성 장애이다. 노인에게는 그다지 문제가 되지 않는다.
- 수면위상지연증후군(delayed sleep phyase syndrome)
  극단적인 밤샘을 하고, 아침에 늦게 일어나는 늦잠형이다. 잦은 결석과 결근을 초래하기도 한다.
- 수면위상전진증후군(advanced sleep phase syndrome)
  수면위상지연증후군보다 빈도가 훨씬 적다. 일찍 잠이 들어 아침 3시부터 5시에 일어난다. 고령자에게 많다.
- 비(非)24시간 수면-각성장애(non-24-hour sleep wake cycle)

극히 드물지만, 수면각성주기가 24시간보다 매우 길며, 30-50시간에 이르기도 한다. 실명한 사람에게 나타난다고 한다. 이러한 장애에 가장 효과적인 치료는 광치료요법, 송과선에서 분비되는 멜라토닌이 시도되고 있다. 또한, 비타민B12 1.5-3.0 mg/일의 복약도 이루어지고 있다.

광치료요법(bright light therapy)은 수면위상전진증후군에 저녁 7시부터 9시까지 2,500 Lux의 빛을 1-2시간 비춘다. 또한 시간요법(chronotherapy, 각성과 수면의 사이클을 바꾸는 치료법)도 행해지고 있으며, 시간을 미뤄서 잠에 드는 방법도 있다.

6) 주기성사지운동장애(야간 간대성근경련(Nocturnal myoclonus))와 하지불안증후군

- 주기성사지운동장애(periodic limb movements of sleep, PLMD)(야간 간대성근경련(nocturnal myoclonus))
  약 30초 간격으로 주기적으로 하지 운동과 근육 경련이 나타난다. 이불을 차기도 한다. 노인에게서 많이 보이며, 본인은 자각하지 못해도 빈번하게 짧게 각성

하며, 그로 인해 낮에 졸리게 된다. 클로나제팜(리보트릴), 도파민 효능제 등이 사용된다.

- 하지불안증후군(Restless leg syndrome)
  환자가 누워서 자려고 하면, 종아리 안쪽에 벌레가 기어다니는 듯한 불쾌하고 따끔거리는 느낌이 든다. 다리를 움직이거나 일어나면 일시적으로 좋아진다. 본래 의미의 수면장애는 아니나 잠에 드는데 방해가 되는 것은 사실이다.
  야간 간대성근경련(nocturnal myoclonus)과 하지불안증후군에게서 공통적으로 보이는 점이 있다. 치료법으로는 클로나제팜(리보트릴), 도파민 효능제, 한약 등이 쓰인다.

7) 호흡관련 수면장애

- 수면무호흡증(sleep apnea syndrome : SAS)
  수면 중에 호흡이 멈추는 병이다. 폐쇄형, 중추형, 혼합형으로 구분되며, 대부분은 폐쇄형이다. 폐쇄형은 상기도가 막혀서 무호흡이 일어난다. 중추형은 기도에 이상은 없으나 뇌의 호흡중추에서 호흡근으로 명령이 오지 않아 호흡이 멈추게 된다.
- 폐쇄형 수면무호흡증(obstructive sleep apnea)은 다음과 같은 점을 살펴보고 진단한다.
  코골이가 심하다.
  낮에 졸리기 쉽다. 야간 불면증을 호소하는 경우가 많다.
  무호흡을 자각하지 못하는 경우가 많다.
  비만이 많다. 자라목인 사람이 많다.
  기상시, 혹은 야간에 입마름을 호소한다.
  정신증상으로 우울, 불안이 있다.
  신체증상으로 고혈압, 부정맥, 말초부종이 있다.
  중년 이후에 발생하기 쉽다. 특히 남성이 많다.

이 장애를 치료하기 위해서는 지속적 상기도 양압술(continuous positive airway pressure, CPAP), 마우스피스 등이 쓰이며, 외과적 치료법은 그다지 시행되고 있지 않다.

저자의 한약(대시호탕, 사역산 등, 시호가 포함되어 있는 것이 좋다) 치료는 이전에 서술하였다.

## 6. 불면증의 약물요법

### 1) 불면증에 쓰이는 약물 종류

수면제라는 것은 졸음을 유도하고 촉진하며, 중도각성을 억제하고 수면의 깊이(단계)에 영향을 끼치고, 수면의 양과 질을 개선하는 작용을 가지는 것을 말한다. 현재 이 목적을 위해 사용되고 있는 약물은 벤조디아제핀계 제제, 항우울제, 항정신병제, 항히스타민제, 바비튜레이트산계 제제 등이며, 그 밖에도 멜라토닌이 연구되고 있다. 주로 벤조디아제핀계 제제와 항우울제가 사용된다.

### 2) 벤조디아제핀계 유도체

약물의 치사량과 유효량의 비율, 즉 치료지수(Therapeutic Index, TI)에서 보면, 벤조디아제핀계 제제의 치료지수는 매우 우수하며, 벤조디아제핀계 제제가 일반적으로 널리 쓰이고 있다. 고령자에게는 최소유효량을 사용한다. 하지만 그것만 의식하면 효과가 충분하지 않을 수 있다. 배설반감기가 긴 수면제를 장기간 복용하면, 주간 진정작용이 생기며, 또 약물이 체내에 축적되는 경향이 보인다. 반감기가 짧은 벤조디아제핀계 제제는 경우에 따라서는 다음날에 기억장애를 발생시키며, 장기간 사용하면 원하지 않는 내성이 형성되고 수면효과가 감소할 수 있다. 노인에게는 반감기가 짧은 것을 사용한다. 주간졸음을 피하기 위해서도 반감기가 비교적 짧은 제제를 선택하는 것이 좋다. 그러나 주간 불안 증상이 있는 경우에는 반감기가 긴 것을 고르는 편이 좋을 수도 있다.

벤조디아제핀계 제제는 되도록 기간을 제한해서 사용하는 것이 좋다. 그렇지 않으면 생리적 의존 혹은 심리적 의존이 생긴다. 그러나 불면증이 심한 환자는 부득이하게 장기간 사용하게 된다. 야간전도, 주간졸음(특히 운전 중), 기억장애에 주의해야 한다.

수많은 제제가 시판되고 있으나, 현재까지 저자는 반감가 비교적 짧은 브로티졸람(렌돌민), 조피클론(이반), 졸피뎀(스틸녹스) 등을 쓰고 있다. 그러나 기타 제제도 사용에 익숙해지면 좋다. 비교적 새로운 수면제인 쿠아제팜(울란, 도랄)은 복용 중지시에 반동성 불면증이 나타나지 않는다고 한다.

3) 항우울제

벤조디아제핀계 제제는 장기간 복용하면 습관성(의존성)이 생기므로, 최근에 벤조디아제핀계 약물을 대신해서 수면유도작용이 있는 항우울제를 쓰는 일이 많아지고 있다. 예를 들면, 트라조돈 등이 25-50 mg의 양으로 불면증 치료에 쓰이고 있다.

삼환계 항우울제도 비교적 소량이면 부작용 없이 불면증을 개선한다. 비삼환계 항우울제도 쓰인다.

아미트립틸린, 노르트립틸린, 도술레핀 등은 우울증에 사용하는 양보다 매우 적은 양으로 불면증에 사용하면 효과가 있다. 소량을 사용하면 항콜린성 부작용도 그다지 문제가 되지 않는다. 소량의 항우울제 사용으로 불면증을 치료할 수 있으면서 의존성이 없다는 점에서 활용도가 높다.

그러나 주기성사지운동장애(PLMD)를 악화시키므로, 해당 경우에는 항우울제를 사용해서는 안된다.

4) 한약

제2장 이후 참조.

## 7. 수면장애 대응지침

일본에서는 수면장애의 대응과 치료 가이드라인이 2001년에 만들어졌다.[2)] 이 치료

가이드라인을 참조하면 치료시 생활습관의 중요성을 알려준다. 주로 환자는 노인이며 수면시간 및 기상시간에 구애되는 사람이 많다. 불면증으로 통원하는 환자가 대기실에서 기다리는 동안 졸고 있는 모습을 자주 보곤 한다. 진료실에서는 불면증 호소가 계속되지만, 수면제의 양과 종류를 늘리면 오히려 주간졸음이 점점 심해져 졸게 되는 결과를 초래한다.

## 참고문헌

1) Dement, W.C.: The Sleepwatchers. Menlo Park, U.S.A.: Nychthemeron Press, 1996.
2) 内山眞編集：睡眠障害の対応と治療ガイドライン．じほう，2002.

## ● 저주파 - 경혈요법

많은 불면증 환자들이 수면제 복용을 간절하게 중지하길 원하는 것을 매일 진료를 통해 느끼면서, 저자는 수면제를 사용하지 않고 잠들 수 있는 방법에 대해 여러가지로 생각을 해보았다. 우리나라(일본)에서는 이른바 전기입면기(電気入眠器)에 관한 연구가 이뤄지고 있으며, 이미 불면증에 대한 유용성이 인정되었다.[2,3,5,6]

### 1. 경혈이란 무엇인가

저자처럼 예전부터 근대의학의 교육에서 의학을 배운 사람에게 동양의학은 그다지 친숙하지 않다. 동양의학에서 소위 말하는 경혈이란 무엇인가라는 의문을 가지는 사람은 많은 듯하다. 침을 놓거나 뜸을 뜨면 효과가 있는 곳이 경혈이라고 널리 알려져 있다.

몸의 표면에는 많은 경혈이 있다. 경혈은 피부의 전기저항이 특별히 낮은 부위이며, 경혈의 위치를 나타내는 범위는 직경 2-3 mm 정도라고 한다.

경혈은 또한 전기양도점(良導点)이나 양도점이라고도 불린다. 양도점은 정상적인 상태인 경우에 시간과 함께 변화소장(變化消長)하나, 병적인 상태에서는 일정한 위치에 나타나며 그 부위의 전기저항은 주위보다 명백하게 낮다. 경혈에 대한 타당한 견해는 「내장체벽반사학설(内臓体壁反射學説)」에서 볼 수 있다. 내장 조직에 이상이 있다면, 그 이상이 신경계와 연결된 피부 및 피하조직, 근육 등에 투사되어 여러 병변이 나타난다는 것이다.

이러한 「내장체벽반사학설」이 밝히고 있는 체벽과 체내의 연결에 관한 설명에 따르면, 체내의 변화는 체벽에 반사될 뿐만 아니라, 반사하고 있는 부위로의 적합 자극은 여러 신경을 통해 동시에 체내에 영향을 끼칠 수 있다는 것이다. 이 견해는 경혈자극요법이 과학적이고 합리적인 것이라는 점을 명확하게 한다.

### 2. 펄스(저주파) 요법

외부의 전기자극에 생체가 민감하게 반응하는 점에서, 생체에 전기자극을 가해 치료와 예방에 도움이 되게 하고자 여러 연구가 진행되었다. 신경계 질환, 근육통, 운동계 질환, 만성통의 보조치료로, 또한 어깨결림, 피로회복 등에도 사용되고 있다. 펄스요법에서 사용되는 주파수는 꽤 넓은 범위에 걸쳐져 있으며, 1초에 1-1000 Hz까지 사용하고 있다. 한편, 주파수는 환자의 맥박수 정도가 좋다는 주장도 있다. 경혈에 단자(導子)를 접촉시킬 때 선택하는 주파수를 특정 주파수로 한정하는 통전법은 내가 아는 범위에서는 없다. 전기수면도입기 sleepy(기계이름)는 저전압의 펄스를 주파수 14 Hz에서 0.1 Hz까지 점점 줄이면서 전기를 통하게 하여 빠르게 잠이 들게 하는 목적으로 설계되었다. 14 Hz는 각성할 때 뇌파인 β파의 가장 낮은 주파수로, 수면 중 제2단계에 나타나는 방추파의 주파수이기도 하다.

이 14 Hz에서 α파의 중간 주파수인 10 Hz(이것들은 각성 중에 나타난다)까지 점점 줄이면서 전기를 통하게 한 후, 수면 중에 많은 주파수인 θ파, 더 깊은 수면 시에 나타나는 δ파까지 점점 줄여서 전기를 보낸다. 즉, 눈 뜬 상태에서 수면하기까지의 뇌의 리듬에 맞춘 듯한 자극주파수이다.

전기수면도입기 sleepy는 두부에 전기를 통하게 하는데, 두부에 밴드를 고정하는 것을 좋아하지 않는 사람도 있다. 또 특정 경혈을 자극하는 것이 아니다. 그러나 입면을 촉진하는 효과가 있다는 점은 인정되고 있다.[2,3,5,6]

### 3. 7 Hz 주파수에 의한 경혈 자극

7 Hz라는 주파수를 펄스요법에 쓰는 근거에 대해 설명하겠다. 7 Hz의 의미를 설명하기 위해 사람의 뇌에서 나오는 전기현상인 주파수에 대해 설명하게 된다.

건강한 사람의 안정상태에서 보이는 8-13 Hz의 α파는 눈을 감고 안정하고 있을 때 눈을 뜨거나, 암산할 때는 억제되고, 알파파를 대신해서 더 빠른 β파가 나타난다.

졸음을 유도해서 꾸벅꾸벅 졸기 시작할 때 4-7 Hz의 θ파가 보이며, 수면이 깊어질 때 더 느린 1-3 Hz의 비교적 진폭이 높은 δ파가 나타난다. 7 Hz의 뇌파란, 각성에서 수면으로 넘어가는 순간 나타나는, 의식수준이 조금 낮아졌을 때 보이는 뇌파이다. θ파에서 7 Hz는 단순히 의식수준을 나타낼 뿐만 아니라, 피로회복에도 관련 있는 뇌파라는 것이 저자의 개인적인 생각이다. 사람이 암산작업(예를 들면 연속해서 한자릿 수의 숫자를 더하는)을 할 때 전두부의 정중선상에서 나타나므로, frontal midline θ activity라고 표현하고(frontal은 전두엽, midline은 정중선) Fmθ라고 불린다. 여기서는 간단히 전두엽 θ파(단순히 θ파)로 부르겠다.

θ파는 다음과 같은 특성을 가진다는 점이 밝혀졌다.

1) θ파가 나오기 쉬운 사람은 불안 경향이 적으며, 신경질적이지 않고 외향적인 사람으로, 이 뇌파가 나오기 어려운 사람은 신경질적이고 불안 경향이 높으며 내향적인 사람이다.

2) θ파를 증가하게 하는 약은 항불안제나 적정량의 알코올이며, 반대로 감소시키는 약은 중추신경계 흥분제(중추자극제)이다.

3) 같은 사람이여도 불안감이 없고 느긋한 기분이 되었을 때는 θ파가 나오기 쉽고, 불안감과 긴장이 심해지면 나오기 어려워진다.

이상과 같은 사실에서 7 Hz란 심신이 이완되어 기분이 좋을 때 나타나는 뇌파라고 생각한다. 그리고 정신작업(예로 든 암산작업) 도중에 나타나는 θ파는, 일정기간 정신작업에 의해 긴장이 계속된 후에 나타나므로 피로회복 기능도 가진다고 추측한다. 이상의 사실로부터 뇌내에 7 Hz의 주파수 펄스를 경혈을 통해 보내면 뇌내 심부에서 동조하는 리듬이 발생하여 피로회복 기능이 작용한다고 추정한다.[4]

## 4. 7 Hz 펄스에 의한 치료 실험

앞서 기술한 생각에서부터 경혈자극에 7 Hz 주파수를 선택하였다. 우선 어느 경혈을 골라야 하는 지가 문제된다. 기본적인 치료점으로 여겨지는 족삼리를 선택하였다.

족삼리는 이른바 '천국과 같은 조용함을 부르는 경혈'이라고 불리며 심리적 질환의 치료점으로 주목받고 있는 부위이다. 그 밖에 발바닥의 용천 등도 시험해보았다.

통전용 단자를 좌우 족삼리 혹은 용천에 밴드로 고정한다.

이 때, 단자에 충분히 물을 묻혀 전류가 흐르기 쉽게 한다. 출력전류의 조절은 치료를 받는 사람이 자극이 적절하게 가해져 느낌이 좋다고 판단할 정도로 통전을 지속한다. 족삼리의 경우, 근육이 움찔움찔 움직이지 않는 정도의 강도로 한다. 통전 시간은 20분을 기준으로 하나 다소 길거나 짧아도 무방하다. 통전 시각은 저녁식사 후부터 취침 전 사이가 좋다. 2소자(素子)의 치료기를 사용할 때, 좌우 발바닥과 족삼리 좌우에 단자를 두고 통전하면 효과가 한층 더 좋다고 한다.

여기에서는 특정 증상에 대한 특정 경혈의 효과가 기재되어 있으나, 일반적으로 사용되는 것은 상지와 하지 경혈이다. 상하지에는 말초신경이 분포되어 있어 신체부조(身体不調)에 관한 중요한 정보를 보내기 때문에 상하지 경혈을 자극하면 효과가 있다고 생각한다.

이 방법은 손쉽게 단자를 고정할 수 있어 편리하다. 그 이론적 근거에 대해서는 아직 설명이 필요한 부분이 많으나, 뇌 속에서 일어나는 변화를 조사하기 어렵다.

## 5. 치료 예시

지금까지 위 방법을 사용해서 결과가 좋았던 예시를 소개하겠다.

● 예시 1 : 54세 남성

2년 전쯤부터 고혈압(170-105 mmHg)으로 고민하였다. 최근 밤에 눈이 떠지고 잘 못 자서 힘들다고 한다. 가끔 머리에 열이 오르면서 짜증나고 기분이 진정되지 않는 일이 많다. 가끔이기는 하나 변비가 생기고 어깨와 목 등이 결려서 힘들다는 등의 자각적인 증상이 있다. 그로 인해 치료를 시작하였다.

통전방법으로는 양하지의 족삼리 경혈을 자극점으로 해서 단자를 대었다. 그 후, 양 발바닥의 용천 경혈을 자극점으로 단자를 대었다. 통전시간은 각각 10-15분간, 매일하는 것을 원칙으로 하였다.

통전 중에는 기분이 좋고, 2주 정도 시행한 후 수면상태도 개선되었다. 배가 당기고 기분이 나빴던 것이 해소되고 쾌변 상태로 돌아왔다. 그와 동시에, 어깨와 목 결림도 풀렸으며 최근에는 식사도 맛있어졌다. 약 2개월간 시행 후에는 자각증상도 사라지고, 혈압도 140-100 mmHg까지 내려왔다. 본인도 매우 감사해하고 있다. 치료 부작용은 없었다.

⊙ 고혈압, 수면장애, 초조, 변비, 근육 뭉침이 모두 좋아진 점은 주목할 만하다.

● 예시 2 : 36세 여성

항상 손발이 차고 여름에도 손끝이 차갑다. 겨울이 되면 동상에 쉽게 걸린다. 손발이 차갑기 때문에 잠들기까지 시간이 걸리며 잠이 부족할 때도 있다. 또한 무엇을 먹어도 맛있지가 않고 금방 배가 부르며, 쉽게 피곤해진다고 호소하였다.

통전방법으로는 양하지 족삼리 경혈을 자극점으로 단자를 대었다. 치료시간은 10-20분간 매일 하는 것을 원칙으로 하였다.

치료 중에는 기분이 좋고 몸이 따뜻해진 것 같은 느낌이 들었다. 특히, 발의 뻐근함이 완화되고 저린 상태가 해소된 느낌이었다. 또한, 자기 전에 시행하면 때때로 그대로 잠들어 버린 적도 있다. 매우 기분이 좋다고 느껴진다. 그 때문인지는 모르겠으나, 최근에는 식사도 맛있어졌다. 완전히는 아니지만 약 3주 간의 통전으로 자각증상도 꽤 사라진 듯하다. 앞으로도 계속할 생각이다. 다른 사람에게도 추천하고 싶다고 한다. 치료 중 부작용은 없었다.

최종적으로 하지의 뻐근함과 저림이 해소되고 식욕이 나기 시작했으며, 수면상태도 좋아지고 손발도 따뜻해졌다.

⊙ 그러나 이 방법은 이완을 목적으로 하므로 반드시 수면에 좋다는 증거는 없다. 수면에 대한 효과는 명확하지 않다.

## 6. 새로 개량된 펄스 에그

두부나 하지에 전극을 두는 것은 일상에서 손쉽게 사용하기 불편하다.

이 점을 개선하여 손바닥 경혈에 통전하는 스트레스 리무버(통칭하여 펄스 에그)가 호마이온 연구소에서 제작되어 손쉽게 사용할 수 있다.[1)]

주요 성능을 살펴보면, 최대 75 V의 출력전압(부하가 없을 경우), 지속 100 μsec의 방형파 펄스 14 Hz에서 1 Hz까지 3분 동안 주파수를 점점 감소시킨다. '릴랙스' 모드와, 같은 방형파 펄스 14 Hz에서 73 Hz까지 1분 동안 주파수를 점감시키는 '액티브' 모드 2가지 출력모드를 바꾸면서 선택할 수 있는 장치이나. 수면을 촉진하기 위해서는 '릴랙스' 모드를 사용한다.

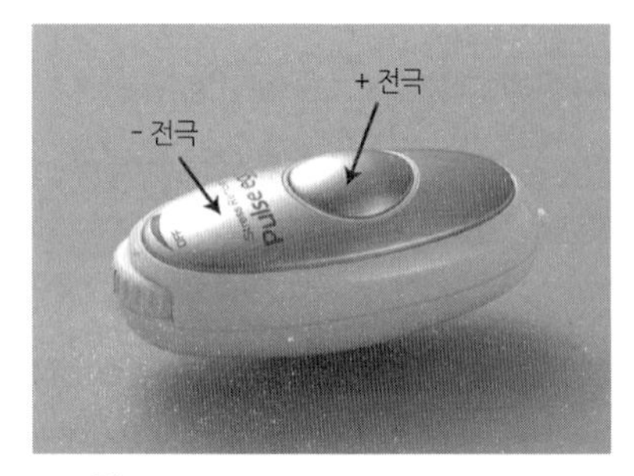


■ **그림 8-1.** 펄스 에그

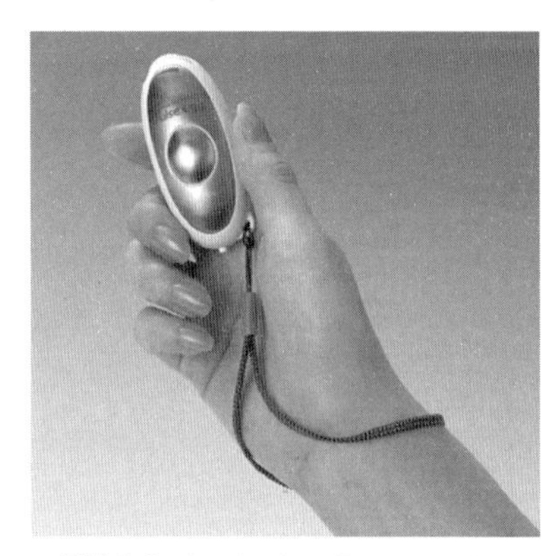

■ **그림 8-2.** 펄스 에그의 크기를 보여준다. 이 표면을 손바닥에 대고 쥔다.

외관은 계란과 같은 모양이며, 손바닥에 쥐어지는 크기로 설계되었다. 통전을 위한 전극의 면적은 약 3 $cm^2$이며 타원형을 한 +전극과, 그 주위를 둘러 싼 듯이 배치된 면적 14 $cm^2$의 -전극으로 구성되어 있다. 이 전극 사이는 절연되어 있다 **(그림 8-1)**.

기기를 왼손 혹은 오른손의 손바닥에 올려 +전극이 손바닥 중앙에 움푹한 노궁 혈자리에 닿도록 두고, 그대로 손을 쥐면 기기의 사용준비가 끝난다.

기기의 출력은 조정기에 의해 임의로 설정할 수 있으며, 치료할 때 출력강도의 설정 기준은 통증을 느끼지 않는 정도에서 조금 참으면 견딜 수 있는 정도 사이가 기준이 된다. 타이머는 15분으로 설정되어 있다. 따라서 '릴랙스' 모드의 경우 3분 과정을 5번 반복하고, '액티브' 모드의 경우는 1분 과정을 15번 반복하게 된다. '액티브' 모드는 졸음을 깰 때 쓰인다. 펄스 에그의 최면효과는 아직 경험적으로만 검토되었으나, 입면을 촉진하는 효과가 보고되었다. '릴랙스' 모드에서 사용하면 심전도 R-R간격의 자율신경계 평가에서는 부교감신경 활동 수준이 유의미하게 올라가는 것이 확

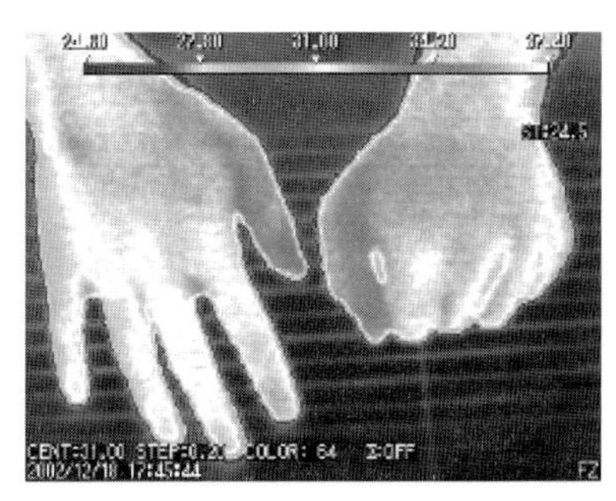


사용 5분 전

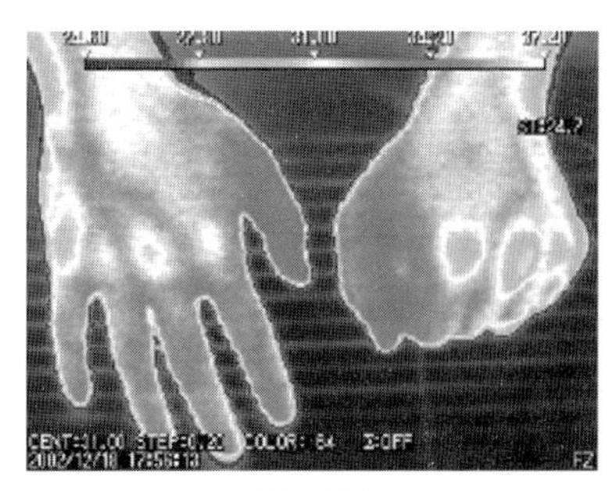


사용 5분 후

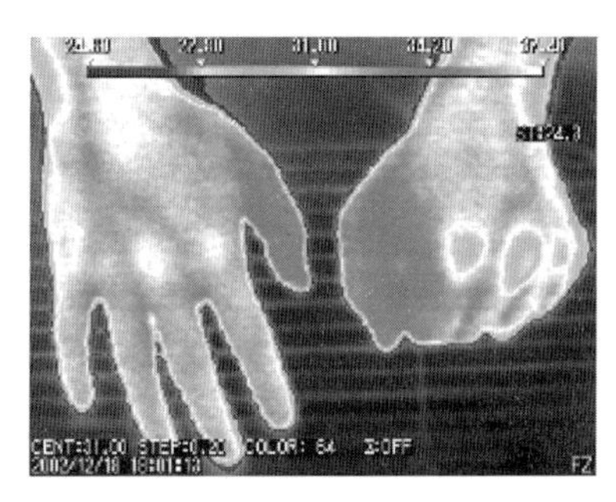


사용 10분 후

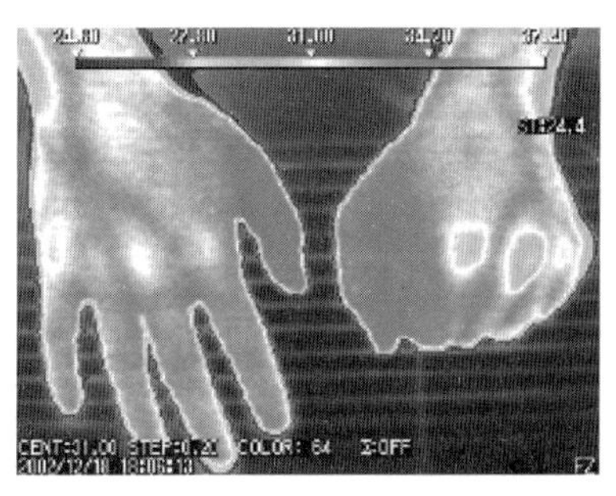


사용 15분 후

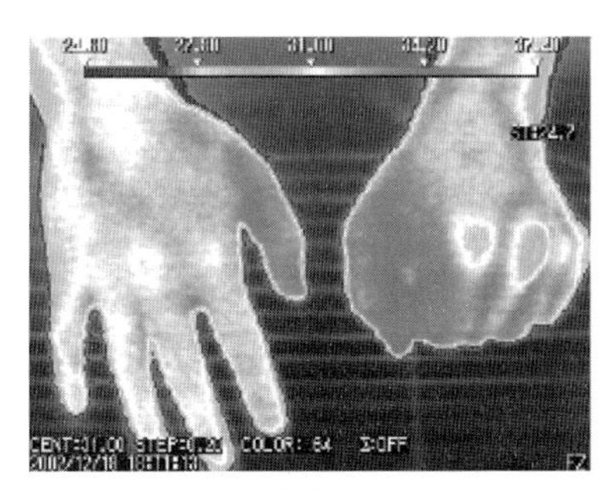


사용 후 5분

■ **그림 8-3.** 펄스 에그 사용 시(릴랙스 모드) 손등의 온도 변화

인되었으며, 교감신경 활동 수준의 유의미한 변화는 보이지 않았다. 또 뇌파에서는 전두, 중심부를 시작으로 넓은 부위에서 α파의 활동이 증가하였다.

펄스 에그를 손바닥에 두고 +전극이 손바닥 중앙의 노궁이라 불리는 혈자리에 닿도록 두고, 15분 동안 통전을 하면 **그림 8-3**에 보이는 바와 같이 손바닥의 온도가 변하면서 뚜렷한 온도상승이 나타났다. 즉 부교감신경의 활동 수준이 올라간 것을 알 수 있다.

펄스 에그를 이용하면 손바닥에 전기통전을 손쉽게 할 수 있고 심지어 수면을 촉진하므로 실용적이다. 필자도 펄스 에그를 '릴랙스' 모드로 해서 불면증 환자에세 시험하고 있는데, 수면이 좋아졌다고 하는 예시도 있다. 중도각성 후에 잠을 들기 쉽게 하는 효과도 인정되고 있다.

## 참고문헌

1) 秋本龍二, 細木力, 神谷章平ほか:手掌電気刺激装置による生理的変化の研究. 筑水会神情報研年報, 20：1-11, 2001
2) 遠藤四郎, 末永和栄, 大熊輝雄ほか：電気入眠器（"sleepy"）による入眠促進効果ー昼間睡眠を指標としてー. 精神医学, 28(6):695-704, 1986
3) 飯島佐美, 菱川泰夫, 杉田義郎ほか：電気入眠器（sleepy）の不眠症に対する治療効果ー2 重盲検, 交叉法による臨床治療試験ー. 精神医学, 28(12):1369-1375, 1986
4) 稲永和豊:眠りのわるい人へ　不眠症の治療（その 1）. 筑水会神情報研年報, 17：17-34, 1998
5) 清水徹男, 大川匡子, 菱川泰夫ほか：ポリグラフを用いた電気入眠器（sleepy）の入眠. 促進効果の検討ー健康成人の昼間睡眠を指標としてー. 臨床精神医学, 15(5):701-713, 1986
6) 白川修一郎, 大川匡子：頭部電気刺激装置（HESS - 100）の睡眠, 覚醒および体温リズムに対する効果, 新しい医療機器研究, 3(1):95-102, 1995

## ● 저자 후기

이 책을 집필하면서 주식회사 쯔무라에서 많은 자료를 제공받았습니다.

또 펄스 에그에 관한 자료는 호마이온 연구소 카미야 쇼헤이(神谷章平)씨로부터 받았습니다.

마지막으로, 이 책을 출간함에 있어서 세이와 서점(星和書店)의 이시자와 유지(石澤雄司) 사장님, 또 편집할 때 세세한 점까지 조언해주시고 협력해주신 곤도 다츠야(近藤達哉)씨에게 감사의 말을 드립니다.

이 분들께 진심으로 감사의 말씀을 전합니다.

이나나가 가즈토요(稲永和豊)

## ● 저자소개

**이나나가 가즈토요**(稲永和豊)

1946 : 큐슈제국 대학(九州帝国大学) 의학부 졸업

1953-1955 : 미국 일리노이 주립 대학, 캘리포니아 주립대학 로스앤젤레스 캠퍼스에서 연수

1966-1988 : 구루메 대학(久留米大学) 의학부 교수(신경정신의학강좌)

1988- : 현재 치쿠수이카이(筑水会) 병원에서 임상정신의학 담당, 동병원 신경정보연구소장

현직 : 쿠루메 대학 명예교수, 치쿠수이카이 병원 신경정보연구소장

주요 저서, 편저 : 임상뇌파판독의 실제(카나하라출판, 1968), 향정신약의 이론과 실제(의치약출판, 1973), 정신의학(금원출판, 1976), 향정신약(의치약출판, 1988), 고령자의 향정신약 사용(의약저널, 1996), 기타 다수

안자이 히데오(安西英雄)

1976 : 도쿄 대학(東京大学) 농학부 졸업

1980 : 가나자와 대학(金沢大学) 약학부 졸업

1980-1982 : (주)일본전약공업

1982-1998 : 주식회사 쯔무라(학술본부, 개발본부-국제본부)

1998-2002 : 쯔무라 뉴욕지부 소장

한약의 기초연구,임상연구-심포지엄을 세계각지에서 실시. 미국 FDA로부터 사상 최초로 식물제제에 대한 IND(임상시험 실시허가)를 취득, 미국에서 보완대체의료연구의 선구자로 일하고 있음.